告别

三高

饮食+理疗+中医调养

赵春杰　主编

U0284443

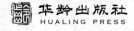
华龄出版社
HUALING PRESS

责任编辑：郑建军

责任印制：李未圻

图书在版编目（CIP）数据

告别三高 / 赵春杰主编 . -- 北京 : 华龄出版社，

2020.12

ISBN 978-7-5169-1799-2

Ⅰ.①告… Ⅱ.①赵… Ⅲ.①高血压 – 防治②高血糖

病 – 防治③高血脂病 – 防治 Ⅳ.① R544.1 ② R587.1

③ R589.2

中国版本图书馆 CIP 数据核字 (2020) 第 256380 号

书　　名：告别三高

主　　编：赵春杰

出版发行：华龄出版社

地　　址：北京市东城区安定门外大街甲 57 号　　　邮　　编：100011

电　　话：010-58122246　　　　　　　　　　　传　　真：010-84049572

网　　址：http://www.hualingpress.com

印　　刷：河北松源印刷有限公司

版　　次：2021 年 5 月第 1 版　　　2021 年 5 月第 1 次印刷

开　　本：710mm×1000mm　　　1/16　　　　　印　　张：14

字　　数：200 千字

定　　价：68.00 元

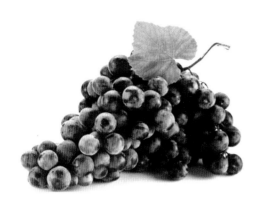

第一章 三高——潜伏在你身边的健康杀手

第二章 家常食材——降三高效果好

第二节　降三高的粮油豆类

第三节　降三高的水果干果

第四节　降三高的肉类水产

第三章 | 寓药于食——中药
降三高效果棒

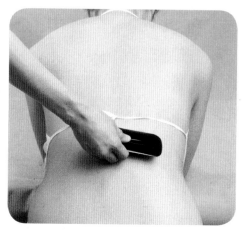

第二节　高脂血症辨症理疗

第三节　糖尿病辨证理疗

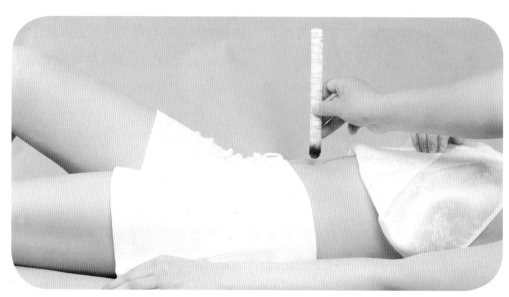

第一章

三高——潜伏在你身边的健康杀手

"三高症"通常是指高血压、高血脂和高血糖三种病症，它们都与现代文明有关，故又称之为文明病，属于高发慢性非传染性疾病，在成年人群中患病率特别高，也越来越趋向于年轻化群体。在我国，三高更是以其高患病率、高危险性、高医疗费用的三高著称。

认清高血压

什么是血压

血压是指血液在血管内流动时，对血管壁产生的单位面积侧压。因为血管分动脉、毛细血管和静脉，所以也就有动脉血压、毛细血管血压和静脉血压。当心脏收缩时把血液挤送到血管，此时在血管壁处所产生及测得的压力，称为"收缩压"。当心脏挤送完后，在不收缩的情况下（即放松时），此时所测得的压力，称为"舒张压"。因为收缩压是血管被冲挤时测得的压力，所以压力数值会比舒张压高。通常血压是指体循环的动脉血压。

什么是高血压

高血压是指未服用降压药且在休息情况下，测得的舒张压大于90毫米汞柱或者收缩压大于140毫米汞柱。要在不同的时间测量血压两次以上，结果数值都过高才表示可能有高血压。偶然的一两次血压升高，可能是基于某些因素，并不能代表有高血压，除非数值异常高，或已经有高血压后遗症产生，如心绞痛等。

随着血压数值的不同，世界卫生组织定出不同等级的高血压状况，参见下表。当同一位患者之收缩压及舒张压分别落在不同分类时，应采用较高之类别。

血压分类		收缩压（毫米汞柱）	舒张压（毫米汞柱）
理想血压		＜ 120	＜ 80
正常血压		＜ 130	＜ 85
正常偏高型血压		130 ～ 139	85 ～ 89
高血压	第一级（轻度）	140 ～ 159	90 ～ 99
	第二级（中度）	160 ～ 179	100 ～ 109
	第三级（重度）	≥ 180	≥ 110

高血压症状

不同患者的高血压症状各不相同，早期可能无症状或症状不明显，仅仅会在劳累、精神紧张、情绪波动后发生血压升高，并在休息后恢复正常。随着病程延长，血压明显地持续升高，逐渐会出现各种症状。此时被称为缓进型高血压病。

缓进型高血压病症状有头晕、头痛、胸闷、注意力不集中、肢体麻木、记忆力减退、夜尿增多、心悸、乏力等。

头痛、头晕是高血压最常见的症状，大部分患者表现为持续性沉闷不适感，经常头晕妨碍思考，降低工作效率，记忆力下降，注意力不集中，尤以近期记忆力减退为甚。长期的高血压会导致脑部供血不足，这是引起头晕的原因之一。有些长期血压高的患者对较高血压已适应，当服降压药将血压降至正常时，也会因脑血管调节的不适应产生头晕。低血压会导致脑供血不足，也会产生头晕。

头痛可表现为持续性钝痛或搏动性胀痛，甚至有时引起呕吐、恶心，多因血压突然升高使头部血管反射性强烈收缩所致，疼痛的部位可在两侧太阳穴或后脑。

由于脑神经功能紊乱，可出现心悸、烦躁、失眠、易激动等高血压症状；全身小动脉痉挛以及肢体肌肉供血不足，可导致肢体麻木、颈背肌肉紧张、酸痛；原来鼻中隔部位血管存在缺陷的患者易发生鼻出血。

出现胸闷心悸意味着高血压患者的心脏受到了高血压的影响，血压长期升高会致使左心室扩张或者心肌肥厚，这都导致心脏的负担加重，进而发生心肌缺血和心律失常，患者就会感到胸闷心悸。

当血压突然升高到一定程度时会出现呕吐、心悸、剧烈头痛、眩晕等症状，甚至会发生神志不清、抽搐。这属于急进型高血压和高血压危重症，多会在短期内发生严重的脑、心、肾等器官的损害和病变，如心梗、中风、肾衰等。因此，一旦出现上述高血压症状，要早检查早治疗。

高血压易患人群

父母患有高血压者，摄入食盐较多者，摄入动物脂肪较多者，长期吸烟、饮酒者，精神紧张、压力大及性子急者，身体肥胖者易患高血压，患有肾病、冠状动脉粥样硬化性心脏病（冠心病）、局部血管性疾病、糖尿病者易患高血压。

高血压的危害

高血压患者在采取如戒烟、限盐、减重、增加运动等措施和服用3种以上降压药物3个月后，假如仍不能将血压控制在140/90毫米汞柱以下，一般称作难治性（或者顽固性）高血压。难治性高血压的真正危害在于损害心、脑、肾等重要器官。具体表现为以下几方面：

脑血管意外

高血压能加速血管硬化，使血管壁变脆，容易破裂。高血压患者一时激动或者过度兴奋，如愤怒、忽然事故的发生、剧烈运动等，均能令血压急骤升高，脑血管破裂出血。高血压会引起脑中型动脉粥样硬化，使管腔狭窄，甚至堵塞，脑部小动脉硬化和血栓形成可导致脑腔隙性梗死。常见的临床表现有：忽然昏倒、不省人事、口眼㖞斜、言语不利及半身不遂等。

高血压性心脏病

高血压对心脏的典型危害为左心室肥厚。动脉压持续性升高，造成左心室克服阻力的力量过大，增加心脏负担，加上高血压发病过程中的儿茶酚胺、血管紧张素 II 升高等亦可刺激心肌细胞，早期表现为代偿性左心室肥厚，伴随着病况发展心脏继续扩张，最后可能发生心力衰竭和严重心律失常。

冠心病

血压变化会引起心肌供氧量与需氧量之间的平衡失调。高血压患者血压持续升高，左心室后负荷增强，心肌收缩力增多，心肌耗氧量随之增加；与此同时，长时间高血压会引起冠状动脉粥样硬化，冠状动脉血流储备功能下降，心肌供氧减少，可引发心绞痛、心肌梗死等。

视网膜病变

血压长时间升高可引起血—视网膜屏障破坏、血浆渗漏、血管内有形成分渗出，产生视网膜水肿、出血、缺血或者渗出等病变，严重的可出现视网膜脱离，甚至失明。

肾动脉硬化与尿毒症

高血压合并肾功能衰竭约占这几方面的 10%。高血压和肾脏有着密切而复杂的关系，二者可互相影响，造成恶性循环。一方面，高血压引起肾脏损害；另一方面，肾脏损害加重血压上升。高血压可造成肾小球小动脉痉挛、硬化、退变，造成肾脏缺血缺氧；持续高血压可造成肾小球囊内压升高，肾小球纤维化、萎缩，最终致肾衰竭、尿毒症。恶性高血压时，肾小球小动脉和小叶间动脉发生增殖性内膜炎和纤维样坏死，可迅速发展为肾衰竭。

高血压预防措施

高血压的一级预防

高血压的一级预防就是对还没有发生高血压的个体或者人群所采取的一些预防措施，预防或者延缓高血压的发生，其方法有以下几个方面：

1. **限盐**：食盐和高血压之间的关系已为现代医学研究所证实。高钠可引起身体内水钠潴留，造成血管平滑肌细胞肿胀，管腔变细，血管阻力增多，同时使血容量增多，加重心脏与肾脏负担，从而使血压升高。因此，要限制钠盐的摄取量。每个人每日食盐的摄取量要限制在 6 克以下。

2. 补钾：补钾有助于排钠，能够降低交感神经的升压反应，而且有稳定与改善压力感受器的作用，所以要注意补钾。

我国传统的烹调方法，经常使钾随之丢失，因此，提倡多吃新鲜水果、蔬菜。

3. 增加优质蛋白质：优质蛋白质一般指动物蛋白质与豆类蛋白质。专家指出，蛋白质的质量与高血压中风发病率高低有一定的关系。我国人群蛋白质摄取量基本上接近正常，但是对质量要求不多，主要是必需氨基酸含量比较低，因此，要增加饮食中的优质蛋白质。

4. 维持食物中钙、镁的充分摄入：钙与镁和血压的关系是 10 多年来医学研究的重点，绝大部分研究报告认为，饮食中钙、镁不足可以使血压上升。

5. 维持理想体重：肥胖可导致水钠潴留，导致高血压；而控制主食谷类的进食量，增加活动量，使体重降低后，可以使胰岛素水平和去甲肾上腺素水平下降，进而使血压降低。据临床观察，体重每减少 1 千克可以使血压降低 0.2/0.1 千帕（1.6 ~ 1.1 毫米汞柱）。

6. 戒烟限酒：抽烟对人体的危害甚多，特别是可以通过损伤动脉血管内皮细胞，产生血管痉挛等机制，造成血压升高。酒精可造成血管对多类升压物质的敏感性增多，使血压上升，具有高血压不利因素的人更要戒酒。

7. 心理平衡：保持乐观豁达，控制情绪波动，避免愁、烦、躁、怒等精神刺激因素，这也是保证血压稳定的重要原因。另外，高血压患者还要安排一些有利于身心健康、消除紧张因素、宁心怡神、保持血压稳定的活动，如种花草、养鸟养鱼、听音乐、学书法、绘画、钓鱼等。

8. 适当运动：常常参加耗氧多的体育运动可以使血压降低。散步、慢跑、太极拳、八段锦、保健操、气功、快步走、门球、广场舞、上下楼梯、踏阻力单车等均是高血压患者比较适宜的体育运动。游泳可以降低血管平滑肌的敏感性，对预防治疗高血压同样有一定的帮助。每人应当依据自己的年龄、体质、病况等选择适宜的运动方法，不宜选择运动量过大、身体摆动幅度过大和运动频率过高的运动项目。运动频率可依据运动者身体情况与所选择的运动类别及气候条件等定，一般要每星期锻炼 3 ~ 5 次，每次持续 20 ~ 60 分钟就可以。

高血压的二级预防

高血压的二级预防通常是指对已发生高血压的患者采取措施，预防高血压进一步发展与并发症的发生。其具体措施是：

1. 进行系统正规的抗高血压治疗，

通过降压治疗使血压降到正常范围内。

2.合理用药，保护靶器官免遭损害。

3.降压的同时要兼顾其他不利因素的治疗。

临床试验证明，改善生活习惯与长时间有效实施降压治疗是高血压患者控制血压并且通向健康长寿之路的唯一途径。

高血压属于多基因遗传性病患。父母均患有高血压，其子女今后患高血压概率高达45%；父母一方患高血压，子女患高血压的概率是28%；双亲血压正常者，其子女患高血压的概率仅为3%。所以，有高血压家族史的人，应该积极预防高血压的发生。具体措施包括：成年后坚持监测血压，至少每月一次；限盐补钾，每日摄入食盐量不超过5克；多食含有大量钾的蔬菜、水果，如香蕉、核桃仁、莲子、芫荽、苋菜、菠菜等；防止超重与肥胖；戒烟限酒。

正确认识高血脂

什么是血脂

血脂是血浆中的中性脂肪（三酰甘油和胆固醇）和类脂（磷脂、糖脂、固醇、类固醇）的总称，广泛存在于人体中。它们是生命细胞的基础代谢必需物质。一般说来，血脂中的主要成分是三酰甘油和胆固醇，其中三酰甘油参与人体内能量代谢，而胆固醇则主要用于合成细胞浆膜、类固醇激素和胆汁酸。

人体内血脂的来源有两种途径，即内源性和外源性。内源性血脂是指在人体的肝脏、脂肪细胞等组织中合成的血脂成分；外源性血脂是指由食物中摄入的血脂成分。具体来说，内源性血脂是指通过人体自身分泌、合成的一类血清脂类物质。内源性血脂先经过肝脏、脂肪细胞，并与细胞结合后释放到血液中，便可成为供给人体新陈代谢和生命活动的能量来源。相对于内源性血脂而言，来自外界、不能由人体直接合成的血脂称为外源性血脂，这类血脂大多是人体从摄取的食物中吸收而来的。食物在经过胃肠道的消化和吸收后脂类物质进入血液，从而成为血脂。

正常情况下，外源性血脂和内源性血脂相互制约，二者此消彼长，共同维持着人体的血脂代谢平衡。当人体从食物中摄取了脂类物质后，肠道对于脂肪的吸收量便会随之增加，此时血脂水平就会有所升高；但由于外源性血脂水平的升高，肝脏内的脂肪合成便会受到一定的抑制，从而使内源性血脂分泌量减少。相反，如若在进食中减少对外源性脂肪的摄取，那么人体的内源性血脂的合成速度便会加快，从而可以避免血脂水平偏低，这样能使人体的血脂水平始终维持在相对平衡、稳定的状态。而正是由于这种制约关系的存在，人体的血脂水平才能够良好地维持在稳定状态。若是长期受到不良因素的影响，如高脂肪、高热量饮食等，则会造成血脂升高，诱发疾病。

高脂血症的诊断

关于高脂血症的诊断标准，目前国际和国内尚无统一的方法。既往认为血浆总胆固醇浓度 > 5.17 毫摩尔 / 升可定为高胆固醇血症，血浆三酰甘油浓度 > 2.3 毫摩尔 / 升为高三酰甘油血症。各地由于所测人群不同以及所采用的测试方法的差异等因素，所制定的高脂血症诊断标准不一。但为了防治动脉粥样硬化和冠心病，合适的血浆胆固醇水平应该根据患者未来发生心脑血管疾病的风险来决定，发生风险越高，合适的血浆胆固醇水平应该越低。

新近共识是将高危患者 LDL-C 目标值下调至 < 1.4 毫摩尔 / 升。

常规的血脂检查包括甘油三酯、血清总胆固醇、低密度脂蛋白胆固醇、高密度脂蛋白胆固醇等。一般在正常饮食情况下 2 周内有 2 次出现下列数值，即可确诊为高血脂。

检查项目	血脂项目数值
血清总胆固醇	≥ 6.0 毫摩尔 / 升（230 毫克 / 分升）
甘油三酯	≥ 1.54 毫摩尔 / 升（140 毫克 / 分升）
高密度脂蛋白胆固醇	男性 ≤ 1.04 毫摩尔 / 升（40 毫克 / 分升）
	女性 ≤ 1.17 毫摩尔 / 升（45 毫克 / 分升）
低密度脂蛋白胆固醇	> 3.37 毫摩尔 / 升（130 毫克 / 分升）

高脂血症的分型

根据血清总胆固醇、甘油三酯和高密度脂蛋白 - 胆固醇的测定结果，高脂血症分为以下四种类型（见下表）：

症型	血清总胆固醇、三酰甘油和高密度脂蛋白－胆固醇含量测定
高胆固醇血症	血清总胆固醇含量增高，超过5.72毫摩尔／升，而三酰甘油含量正常，即三酰甘油 < 1.70毫摩尔／升
高三酰甘油血症	血清三酰甘油含量增高，超过1.70毫摩尔／升，而总胆固醇含量正常，即总胆固醇 < 5.72毫摩尔／升
混合型高脂血症	血清总胆固醇和三酰甘油含量均增高，即总胆固醇超过5.72毫摩尔／升，三酰甘油超过1.70毫摩尔／升
低高密度脂蛋白血症	血清高密度脂蛋白－胆固醇（HDL-C）含量降低，< 0.91毫摩尔／升

易得高脂血症的人群

1.有高血脂家族史者。

2.有冠心病、周围动脉粥样硬化或脑血管疾病家族史者。

3.皮肤上有黄色瘤者。

4.身形肥胖者。

5.长期大鱼大肉等高脂高糖饮食者。

6.30岁以上男性或绝经后妇女。

7.长期吸烟、酗酒者。

8.不爱运动，习惯静坐者。

9.生活无规律、情绪易激动、精神处于紧张状态者。

10.患有肝肾疾病、糖尿病、高血压、甲状腺功能低下、肾病综合征、阻塞性黄疸、女性更年期等疾病者。

11.应用一些可引起人体血脂代谢紊乱的药物者，如类固醇和避孕药等。

高脂血症的危害

大量研究资料表明，高脂血症是脑卒中、冠心病、心肌梗死、猝死的危险因素。此外，高脂血症也是促进高血压、糖耐量异常、糖尿病的一个重要危险因素。高脂血症还可导致脂肪肝、肝硬化、胆石症、胰腺炎、眼底出血、失明、周围血管疾病、跛行、高尿酸血症。所以必须高度重视高血脂的危害，积极地预防和治疗。

高血脂是引起人类动脉粥样硬化

性疾病的主要危险因素。像常见的动脉粥样硬化性疾病有：冠心病（包括心肌梗死、心绞痛）、猝死以及周围血管血栓栓塞性疾病。这些心脑血管性疾病的发病率高，危害大，病情进展凶险，其死亡率占人类总死亡率的半数左右。

高脂血症的三级预防

高脂血症的三级预防可分成人群预防与个人预防。在此我们主要讨论有关高脂血症的个人预防。

一级预防

定期进行健康体检 高危人群一定应按期监测血脂水平。高危人群包括：中老年男性，绝经后的女性，有高脂血症、冠心病、脑血管病家族史的健康人，各类黄色瘤患者及超重或者肥胖者。

高危人群要注意自我保健 注意学习保健知识，积极参加体育锻炼，改善膳食结构，控制热能摄入，已有肥胖的人要注意积极而科学地减肥。

积极治疗会引起高脂血症的病患如肾病综合征、糖尿病、肝胆病患、甲状腺功能减退等。

二级预防

饮食治疗 所有的高脂血症患者都要首先进行饮食治疗。大部分轻度或者中度患者都可通过饮食治疗得到不错的控制。重症高脂血症患者或者经过半年饮食治疗无效者，则要联合药物治疗。

药物治疗 最近几年来不论西药还是中药都有不少进展。本书有专门章节进行讨论，在此不做详述。

适当的锻炼 在进行饮食治疗与药物治疗的同时，我们不能忘记坚持有规律的体育锻炼。

三级预防

针对冠心病、胰腺炎、脑血管病等并发症必须要进行积极预防与治疗。

正确认识高血糖

正常人血糖一天的变化特点

保持血糖的相对恒定对人体健康极为有益，可维持组织细胞内的糖代谢正常，从而保证组织器官及生命活动的正常运作。血糖一天的变化主要有以下特点：餐后 1 小时血糖会明显升高，一般高达 7.8 ~ 8.9 毫摩尔／升，最高不超过 10.0 毫摩尔／升，导致此种情况出现的原因是，饭后肠道对葡萄糖的吸收量逐渐增多，从而导致血糖升高，胰岛 β 细胞在高血糖的刺激下会增加胰岛素的分泌，利用胰岛素来抑制肝糖原的异生，促进葡萄糖转变为肝糖原，进入肌肉、脂肪等组织中，从而阻断了血糖的来源，加速了血糖的利用，以抑制饭后血糖升高。等到了饭后 2 小时，血糖和血浆胰岛素都会下降至正常水平。由于大多数人都是一日三餐，那么在 24 小时内就有 18

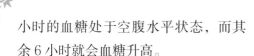

小时的血糖处于空腹水平状态，而其余6小时就会血糖升高。

由于空腹时胰岛素分泌会相对减少，而胰高血糖素分泌则会相应增加，以促进肝糖原分解，增加血糖量，同时增加了生长激素的分泌，抑制各组织细胞对血糖的利用。

低血糖一般不会在正常人空腹时出现，常维持在正常范围内，即在3.9～6.1毫摩尔／升，以保证大脑获得充分的血糖供应。

如何判定高血糖

掌握糖尿病的诊断标准很重要，便于监测自己的血糖，观察治疗效果，及时调整治疗方案，预防或延缓并发症的发生。

糖尿病的诊断标准，见下表：

项目	静脉血糖	
	空腹（毫摩尔／升）	（口服葡萄糖75毫升）餐后2小时（毫摩尔／升）
正常人	＜6.1	＜7.8
糖尿病	≥7.0	≥11.1（或随机血糖）
糖耐量减退（IGT）	＜7.0	7.8～11.1
空腹血糖调节受损（IFG）	6.1～7.0	＜7.8

注："随机血糖"表示任何时候，不考虑距上一餐的时间抽取的血糖，若无典型症状，应在不同日期再测一次，均超过表中标准，方可诊断为糖尿病。

多食

由于大量尿糖丢失，如每日失糖500克以上，机体处于半饥饿状态，能量缺乏需要补充而引起食欲亢进，食量增加。同时又因高血糖刺激胰岛素分泌，因而患者易产生饥饿感，食欲亢进，老有吃不饱的感觉，甚至每日吃五六次饭，主食达1～1.5千克，副食也比正常人明显增多，还不能满足食欲。

多饮

由于多尿，水分丢失过多，发生细胞内脱水，刺激口渴中枢，出现烦渴多饮，饮水量和饮水次数都增多，以此补充水分。排尿越多，饮水也越多，形成正比关系。

多尿

尿量增多，每昼夜尿量达3000～5000毫升，最高可达10000毫升以上。排尿次数也增多，1～2小时就可能小便1次，有的患者甚至每昼夜可达30余次。糖尿病患者血糖浓度增高，体内不能被充分利用，特别是肾小球滤出而不能完全被肾小管重吸收，以致形成渗透性利尿，出现多尿。血糖越高，排出的尿糖越多，尿量也越多。

体重减轻

由于胰岛素不足，机体不能充分利用葡萄糖，使脂肪和蛋白质分解加速来补充能量和热量。其结果使体内碳水化合物、脂肪及蛋白质被大量消耗，再加上水分的丢失，患者体重减轻、形体消瘦，严重者体重可下降数十斤，以致疲乏无力，精神不振。同样，病程时间越长，血糖越高；病情越重，消瘦也就越明显。

一些2型糖尿病患者症状不典型，仅有头昏、乏力等，甚至无症状。有的发病早期或糖尿病发病前阶段，可出现午餐或晚餐前低血糖症状。在应激等情况下病情加重。可出现食欲减退、恶心、呕吐、腹痛、多尿加重、头晕、嗜睡、视物模糊、呼吸困难、昏迷等。

糖尿病易患人群

有糖尿病家族史的人

父母、子女或兄弟姐妹中有患糖尿病者，即为有糖尿病家族史。2型糖尿病患者中1/3的后代将表现为糖尿病或糖耐量异常；双亲患有2型糖尿病，估计其后代达60岁时，糖尿病发生率约为50%，另有12%伴糖耐量降低；母亲患糖尿病的遗传倾向高于父亲；有糖尿病的父母所生子女，糖尿病的发生年龄早于无糖尿病的父母所生子女。

高血压和血脂异常者

糖尿病常常是一手牵着高血压，一手拉着血脂异常来影响人体，它们已是糖尿病最常见的并发症，同时又是患糖尿病的危险因素，因为这些疾病都有胰岛素抵抗，同属于代谢综合征。

吸烟者

吸烟可以使多个器官受损，特别是心血管系统。而糖尿病患者吸烟对已发生心血管并发症的人来说，那是雪上加霜，有害无益。

缺乏运动者

运动除了消耗热量、减轻肥胖外，还可以增加胰岛素的敏感性，因此，缺乏运动者是糖尿病瞄准的一个对象。

中老年人

人到中年生活工作压力加大，精神紧张，而生活条件改善，摄取热量较多，运动量减少，热量消耗降低；另外，人到中年以后，各种脏器渐渐老化，细胞功能逐渐衰退等，使这部分人容易患糖尿病。年龄40岁以上就应该每年检查尿糖、糖耐量、血糖、血脂、血压等，这对糖尿病的早期发现很重要。

肥胖者

2型糖尿病发生的危险性与肥胖呈正相关，肥胖的病程越长，程度越重，患糖尿病的危险就越高，尤其是腹型肥胖者（男性腰围≥90厘米，女性腰围≥80厘米）患2型糖尿病的危险性更大。一般来说，肥胖体重指数在25以上的成年人才容易患内脏型肥胖，但有14%左右的非肥胖中国成年人，也患有内脏型肥胖，中国人的脂肪容易在内脏周围存积，因此更容易得2型糖尿病。肥胖造成胰岛素抵抗，胰岛素抵抗容易造成胰岛素过多地分泌，胰岛素过多分泌不可能持续很长时间，胰岛细胞最后会不堪重负而发生功能衰竭，引发糖尿病。

高热量饮食习惯的人

摄入高热量及结构不合理的膳食而体力活动不足，易导致肥胖及降低胰岛素敏感性，可促进糖尿病的发生。

食用过多糖类和淀粉的人

糖尿病本质是糖代谢功能失调，如果日常饮食当中过量摄入糖类和淀粉类的物质，人体又无法正常消耗，过量的无法代谢，最终导致病理性的代谢失调。事实上日常饮食清淡，少吃淀粉类，如土豆、玉米、大米、精面粉的人一般不会得糖尿病。

不明原因的疲劳的人

典型的"三多一少"，即多饮，多尿，多食和体重减轻症状并不多见，而疲劳症状在休息后不能缓解，是糖尿病患者最早出现，也是最多的临床表现。

糖尿病的危害

目前，糖尿病已成为第三大严重危害人类健康的疾病，也是全世界非常关注的问题之一。据有关调查发现，我国的糖尿病患者是最早、最多，也是最严重的。而且病程较长的在不同程度上都存有并发症。那么糖尿病对人体有什么危害呢？

对心脑血管的危害

糖尿病致命性并发症就是对心脑血管的危害。主要体现在主动脉、脑动脉粥样硬化和广泛小血管内皮增生及毛细血管基膜增厚的微血管糖尿病病变。由于血糖升高的原因，从而形成高血糖、高血脂、高血压，导致糖尿病心脑血管病发病率和死亡率逐步上升。而心脑血管病包括冠心病、脑出血和糖尿病心力衰竭、心律失常等。糖尿病患者心脑血管病并发率和病死率为非糖尿病患者的3.5倍，是2型糖尿病最主要的死亡原因。

对肾脏的危害

由于血糖、血压及血脂异常升高的原因，促进了糖尿肾病的发生和发展，可导致肾功能衰竭，同时也是2型糖尿病最重要的死亡原因之一。

对周围血管的危害

糖尿病对周围血管主要以肢动脉

为主，糖尿病患者由于血糖升高的原因，可引起周围血管发生病变，引发局部组织对损伤因素的敏感性降低。临床表现为下肢疼痛、溃烂，供血不足而引发肢端坏死，如果出现这种情况，可导致残废，甚至会截肢。

对神经的危害

神经病变是糖尿病慢性并发症之一，是导致糖尿病致死、致残的重要因素。糖尿病神经病变最常见为周围神经病变和自主神经病变。周围神经病变主要体现在四肢末梢麻木、冰冷刺痛等；而自主神经病变主要体现在无汗、少汗或者多汗等。

对眼球的危害

糖尿病患者除动脉硬化、高血压视网膜病变及老年性白内障外，糖尿病视网膜病与糖尿病性白内障为糖尿病危害眼球的主要表现。轻者视力下降，重者可引起失明。在美国，糖尿病是20岁以上患者失明的最主要原因。另外，糖尿病还能引起青光眼及其他眼病。

对物质代谢的危害

主要是由于糖尿病患者胰岛素相对或绝对缺乏，引起糖代谢严重紊乱，脂肪及蛋白质分解加速，酮体大量产生，组织未能及时氧化，肺及肾也未及时调节排出酮体，血酮浓度明显增高，出现酮症酸中毒和高渗性非酮症昏迷，病死率极高，需紧急救治。

感染

常见有皮肤感染反复发生，有时可酿成败血症；霉菌性阴道炎所致的外阴瘙痒、甲癣、足癣、泌尿道感染（肾炎和膀胱炎），另外，容易染上肺结核，一旦得病，蔓延广泛，易成空洞，发病率比正常人高5倍。

根据调查还得出，我国是糖尿病并发症发生最早、最多，且最严重的国家。糖尿病患病10年以上的患者，78%以上的人都有不同程度的并发症，预防、治疗糖尿病成为我国医疗事业建设不可或缺的一部分。

糖尿病的三级预防

虽然糖尿病已经成为危害现代人健康的高发病之一，但其实它是可以预防的，需要把好以下三道防线。

一级预防

树立正确的进食观，采取合理的生活方式。糖尿病的发生虽存在一定的遗传因素，但生活因素和环境因素也很重要。过度摄入热量、营养过剩、肥胖、缺少运动是发病的主要原因。摄入适当热量，低糖、低盐、低脂、高纤维、维生素充足，是最佳的饮食原则。

二级预防

定期测量血糖，以尽早发现无症状性的糖尿病。中老年人应该将血糖测定列入常规的体检项目，即使一次血糖测定正常，仍要定期测定。凡有皮肤感觉异常、性功能减退、视力不佳、多尿、白内障等，更要及时去测定血糖和仔细鉴别，以尽早诊断，争得早期治疗的宝贵时间，避免并发症的发生。

三级预防

糖尿病患者很容易并发其他慢性病,患者多因并发症而危及生命。因此,要对糖尿病慢性并发症加强监测,因为早期诊断和早期治疗,减少并发症造成的危害,能使患者过上正常人的生活。如何正确自测血糖? 首先注意血糖仪的各种提示信号,并保证操作前有充足的电量。然后调整好血糖仪代码,使之与试纸代码相同。每次自测时,都要察看试纸表面有无受潮或受其他污染,切忌用手触摸试纸条表面。采血前先用温水或中性肥皂洗净双手,反复揉搓准备采血的手指,直至血量丰富。然后用75%的酒精消毒指腹,待酒精挥发完后再扎手指。将一滴饱满的血吸入试纸的吸血槽中,将试纸插入血糖仪中等待结果即可。需要注意的是,将血吸到试纸上后不要再追加吸血,否则会使测试结果不准确。

糖尿病与遗传因素密切相关,是一种遗传性疾病,但遗传的并不是疾病本身,而是容易发生糖尿病的体质。

在糖尿病家族中，糖尿病患者越多，其他成员患糖尿病的风险就越高。有资料表明，父母亲都是糖尿病患者，其子女得病的概率超过50%；若父母亲中只有一方患糖尿病，则子女得病的概率为20%～30%。虽然目前尚无根治糖尿病的方法，但通过多种治疗手段可以控制好糖尿病，即便是有糖尿病史的家庭，只要掌握了糖尿病的发病规律，采取积极的预防措施，也能避免糖尿病的发生。

我们知道，糖尿病的发病除了遗传因素外，主要在于环境因素的诱发。所以，有糖尿病家族史的人要想不得糖尿病，就要注意克服环境因素的影响。

首先要避免肥胖。体重超重或肥胖者得糖尿病的概率要比体重正常的人高数倍。基于以上原因，有糖尿病家族史的人要想不得糖尿病，必须调整饮食结构，改变饮食的不良习惯，加强体育锻炼，避免体重超重或肥胖。其次要调节情绪，保持良好的心态。最后，如果你有糖尿病家族史，要想早发现糖尿病，不仅要注意监测血糖，还要尽早做胰岛素受体结合率检测，提前发现糖尿病的倾向，及时采取干预措施，有效避免糖尿病的发生。

第二章

家常食材——降三高效果好

第一节 降三高的新鲜蔬菜

芹菜

清热平肝降三高

别　　　名　旱芹、药芹、香芹。

性味归经　味甘、辛，性凉；归肺、胃、肝经。

建议食用量　每餐50克。

营养成分

膳食纤维素、多类维生素、蛋白质、糖类、芫荽苷、挥发油、甘露醇、肌醇、磷、钙、铁等。

降三高功效

芹菜含酸性的降压成分，可以扩张血管，平稳降压。芹菜中亚油酸的含量为9.21%，具有重要的生理功能和活性，可降血脂，预防动脉硬化。芹菜中所含的芹菜碱和甘露醇等活性成分，有降低血糖的作用。

良方妙方

1.高血压：生芹菜去根洗净，捣绞汁，混以等量蜂蜜，每日服3次，每次40毫升；或芹菜汁加糖少许，每日当茶饮；或芹菜根60克，水煎服；或芹菜30克，菊花9克，水煎或开水冲泡，代茶饮用。

2.糖尿病：芹菜500克，绞取汁，煮沸后调白糖服。

食用功效

芹菜含有利尿成分，利尿消肿。芹菜是高纤维食物，它经肠内消化作用生成木质素，高浓度时可抑制肠内细菌产生致癌物质，还可加快粪便在肠内的运转时间，减少致癌物与结肠黏膜的接触，达到预防结肠癌的目的。芹菜叶含铁量较高，能补充女性经血的损失，食之能避免皮肤苍白、干燥、面色无华，而且可使目光有神，头发黑亮。

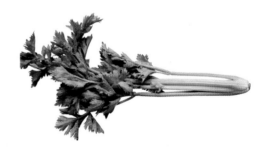

注意事项

芹菜性凉质滑，脾胃虚寒、大便溏薄者不宜多食，芹菜有降血压作用，故血压偏低者慎用；计划生育的男性应注意适量少食。

养生食谱

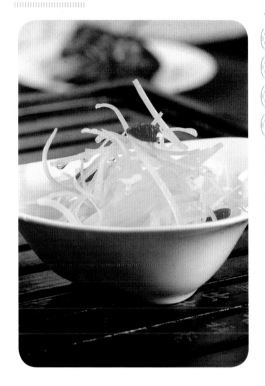

◆ 芹菜红枣茶

主　料: 芹菜 250 克,红枣 10 颗。

做　法: 将切碎的芹菜与红枣一同放入保温杯,加沸水闷泡 20 分钟即可。

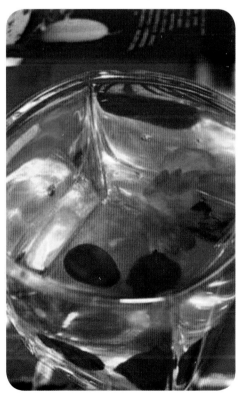

◆ 降压西芹丝

主　料: 西芹 300 克。

辅　料: 红椒 20 克。

调　料: 盐 2 克,味精 2 克,香油 1 毫升。

做　法:

1.将西芹清洗干净去筋膜切成丝焯水。马上放入凉水中冲凉,取出沥干水分。

2.红椒洗净切成丝,与西芹丝一起加盐、味精、香油拌匀即可。

菠菜

通利肠胃控三高

别　　　名	菠棱菜、赤根菜。
性味归经	味甘、辛，性凉；归肠、胃经。
建议食用量	每餐100～250克。

营养成分

胡萝卜素、维生素C、维生素E、芸香苷、辅酶Q_{10}、钙、钾、磷、铁等。

降三高功效

菠菜含钾丰富，可清除人体内多余的钠盐成分，有效降低血压，它还含有大量的高纤维及一种类似胰岛素的物质，能够调节血糖，刺激肠胃蠕动，帮助排便和排毒，清除胃肠道有害毒素，加快胆固醇的排出，有利于脂肪和糖分代谢，是控制三高的佳品。

良方妙方

1.高血压：鲜菠菜放沸水中略烫数分钟，以麻油拌食，每日2次。

2.口干咽燥、血液胆固醇增高：菠菜根适量，煎汤常服。

3.糖尿病：鲜菠菜根150克洗净切碎，鸡内金10克，加水适量，煎煮30分钟，加入淘净的大米适量煮烂成粥，调味，一日内分数次食用。

食用功效

菠菜中所含的微量元素，能促进人体新陈代谢，增强身体免疫功能。菠菜提取物具有促进培养细胞增殖的作用，既抗衰老又能增强青春活力。我国民间以菠菜捣烂取汁，每周洗脸数次，连续使用一段时间，可清洁皮肤毛孔，减少皱纹及色素斑，保持皮肤光洁。菠菜含有大量的植物粗纤维，具有促进肠道蠕动的作用，利于排便；且能促进胰腺分泌，帮助消化；对于痔疮、慢性胰腺炎、便秘、肛裂等病症有治疗作用。

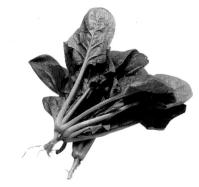

注意事项

由于菠菜中含有较多的草酸，人体食入过多草酸，会妨碍对钙的吸收，还会引起泌尿系统结石，故食用菠菜时宜先放入开水中焯几下再进行烹调。

经典论述

《食疗本草》："利五脏，通肠胃热，解酒毒。"

养生食谱

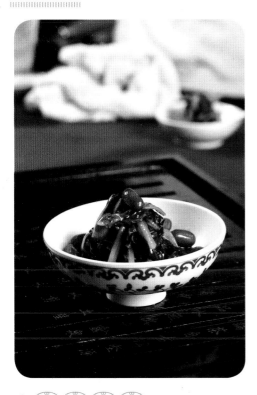

◆ 菠菜果仁

主　料：菠菜 200 克，花生米 200 克。

辅　料：红椒 20 克。

调　料：盐 2 克，味精 2 克，陈醋 3 毫升，香油 1 毫升，食用油适量。

做　法：

1.将菠菜清洗干净焯水改刀切段放入容器中。

2.花生米炸熟放凉放入容器中。

3.加红椒、盐、味精、陈醋、香油拌匀即可。

◆ 菠菜太极粥

主　料：菠菜 50 克，大米 100 克。

调　料：盐适量。

做　法：

1.菠菜择洗干净，在沸水中焯一下过凉水，捞起，用纱布将菠菜挤出汁备用；大米淘洗净。

2.锅内倒水，放入大米，煮沸后转小火，熬煮 30 分钟至黏稠。

3.将煮熟的粥分为两份，一份米粥中调入菠菜汁,调匀并加入盐。

4.在碗中放上 S 形隔板，将两份备好的粥分别倒入隔板两侧，待粥稍凝便可以去除隔板，在菠菜粥的 2/3 处点一滴白粥，在白粥的 2/3 处点一滴菠菜粥即可。

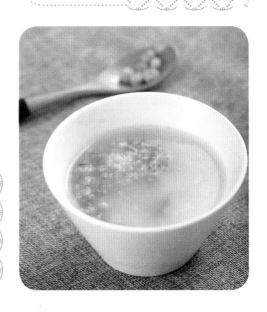

韭菜

理气散瘀壮肾阳

别　　　名　草钟乳、壮阳草。

性 味 归 经　味甘、辛、咸，性温；
　　　　　　归肝、胃、肾经。

建议食用量　每次50～100克。

营养成分

蛋白质、糖类、膳食纤维素、挥发性精油、含硫化合物、胡萝卜素、维生素C、维生素B_1、维生素B_3、磷、钙、铁等。

降三高功效

韭菜中的含硫化合物具有降低血压及扩张血管的作用；含有丰富的纤维素和膳食纤维，能促进肠胃蠕动，排出肠道中过多的脂肪和毒素，减少胆固醇的吸收，可有效地减少内脏脂肪的堆积，适宜三高患者食用。

良方妙方

1.阴虚盗汗、糖尿病：鲜韭菜300克，蛤蜊肉200克。先将蛤蜊肉下锅煮熟，后下韭菜同煮，调味食用。

2.慢性便秘：韭菜叶或根捣汁一杯，用温开水略加酒冲服。

3.尿频：韭菜籽6克，研细面，水酒各半调服。

4.中暑：韭菜捣汁1杯灌服。

食用功效

色、香、味俱佳的韭菜，历来受到我国人民的喜爱。一来它是调味的佳品，二来它还含有丰富的营养成分。在马王堆汉墓出土的医简中，就曾经提到韭菜具有延年益寿的功效。现代医学研究证明，韭菜中含有丰富的纤维素，能增强肠胃蠕动，对预防肠癌有积极作用。而且韭菜中含有的挥发性精油具有降低血脂的作用。因此，食用韭菜对高血脂及冠心病患者颇有好处。

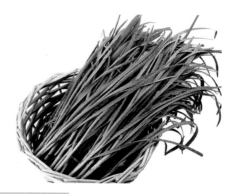

注意事项

阴虚内热及疮疡、目疾患者均忌食。另外，韭菜忌过夜食用，且忌生食。

经典论述

1.《日华子本草》："止泄精尿血，暖腰膝，除心腹痼冷、胸中痹冷、痰癖气及腹痛等。"

2.《本经逢原》："韭，昔人言治噎膈，唯死血在胃者宜之。若胃虚而噎，勿用，恐致呕吐也。"

养生食谱

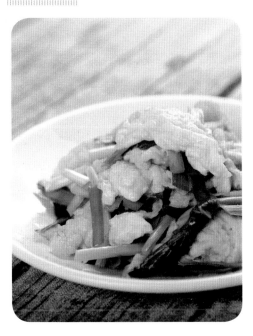

◆ 韭菜炒虾仁

主　料：韭菜300克，虾肉150克。

调　料：葱丝、姜丝、蒜瓣、精盐、味精、料酒、高汤、香油、植物油各适量。

做　法：

1. 虾肉洗净，去虾线，沥干水分；韭菜择洗干净，切成2厘米长的段。

2. 锅置火上，加植物油烧热，下葱丝、姜丝、蒜瓣炝锅，炸出香味后，放入虾肉煸炒2～3分钟，烹料酒、精盐、高汤稍炒，放入韭菜，急火炒4～5分钟，淋入香油，加少许味精炒匀即成。

◆ 韭菜炒鸡蛋

主　料：韭菜150克，鸡蛋3个，黑木耳（水发）20克。

调　料：花生油15毫升，盐5克。

做　法：

1. 将韭菜洗净切成段，鸡蛋打散，黑木耳洗净切成丝。

2. 锅置火上，加花生油烧热，下入打散的鸡蛋，用小火炒至蛋五成熟。

3. 然后加入韭菜段、黑木耳丝，调入盐，再用小火炒熟即可。

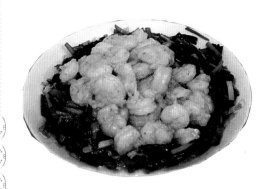

白菜

软化血管防三高

别　　　名　大白菜、结球白菜。

性味归经　味甘，性平、微寒；归
　　　　　　肠、胃经。

建议食用量　每餐100～200克。

营养成分

蛋白质、脂肪、碳水化合物、粗纤维、灰分、胡萝卜素、维生素 B_1、维生素 B_2、烟酸、维生素 C、维生素 E、钙、磷、铁、钾、硅、锌、硒等。

降三高功效

白菜的钠含量较低，且含有较多的维生素 C，常食可增加血管弹性，降低血压和血清胆固醇。白菜含糖量低且含有丰富的膳食纤维，不仅能促进胃肠蠕动功能，还具有降低血糖的作用，很适合糖尿病患者食用。

良方妙方

1. 高血压：白菜250克，切碎，投入沸水中，煮沸去生味，调以香油、食盐、味精即成。

2. 感冒：干白菜根1块，红糖50克，生姜3片，水煎服。

3. 胃溃疡：小白菜250克洗净、切碎、盐腌10分钟，绞汁加糖饮用，每日3次，空腹服。

食用功效

大白菜含有丰富的粗纤维，能润肠、刺激肠胃蠕动、促进大便排泄、帮助消化，对预防肠癌有良好作用。秋冬季节空气特别干燥，寒风对人的皮肤伤害极大，大白菜中含有丰富的水分和维生素 C、维生素 E，多吃大白菜，可以起到护肤养颜的效果。大白菜中还含有对人体有用的硅元素，能够将人体中超标的铝元素迅速转化为硅铝酸盐排出体外，可预防智力衰退、老年痴呆症等。

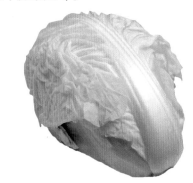

注意事项

大白菜在腐烂的过程中会产生毒素，所产生的亚硝酸盐能使人体血液中的血红蛋白丧失携氧能力，使人体发生严重缺氧，甚至有生命危险，所以腐烂的大白菜一定不能食用。

经典论述

1.《食疗本草》："白菜，发诸风冷，有热食之，亦不发病。"

2.《滇南本草》："主消痰，止咳嗽，利小便，清肺热。"

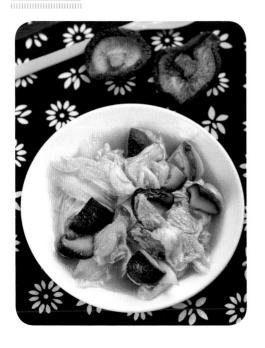

◆ 苹果白菜汁

主　料：苹果1个，大白菜菜叶3片，柠檬半个。

做　法：

1.苹果洗净，去皮，去核，切块；大白菜菜叶洗净，撕成小片。

2.将苹果、大白菜和柠檬放入榨汁机中，加凉开水搅打即可。

◆ 冬菇烧白菜

主　料：白菜200克，干冬菇30克。

调　料：盐、植物油、葱、姜、高汤各适量。

做　法：

1.冬菇用温水泡发，去蒂，洗净；白菜洗净，切成段；葱、姜分别洗净，切成末。

2.锅置火上，放适量植物油烧热后，下葱末、姜末爆香，再放入白菜段炒至半熟后，放入冬菇和高汤，转中火炖至软烂，加盐调味即可。

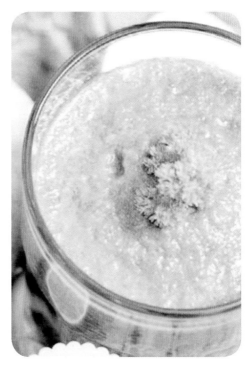

白萝卜

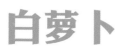

降低三高促代谢

别　　　名　莱菔。

性味归经　味甘、辛，性凉；归
　　　　　　脾、胃、肺、大肠经。

建议食用量　每餐100～200克。

营养成分

蛋白质、糖类、碳水化合物、维生素A、维生素C、芥子油、香豆酸、淀粉酶、粗纤维、锌、钾、钙、铁等。

降三高功效

白萝卜含有丰富的钾元素，能有效预防高血压；还富含香豆酸等活性成分，能够降低血糖、胆固醇，促进脂肪代谢，很适合预防冠心病、动脉硬化、胆石症等疾病。

良方妙方

1.高血压：鲜白萝卜汁，每日2次，每次1小杯。

2.水肿：白萝卜500克，玉米须100克，水煎加茶叶100克饮服。

3.腹泻：白萝卜2份，蔗糖1份，共捣糊，滤渣取汁，每日3次，每次5～10毫升。

4.腹痛：艾叶、莱菔子各30克，加盐9克炒熟，包脐上。

食用功效

白萝卜中的芥子油能促进胃肠蠕动，增进食欲，帮助消化；白萝卜中的淀粉酶能分解食物中的淀粉，使之得到充分的吸收；白萝卜含有木质素，能提高巨噬细胞的活力，吞噬癌细胞。此外，白萝卜所含的多种酶，能分解致癌的亚硝胺，具有防癌作用。白萝卜还可以降低胆固醇，防止胆结石形成。

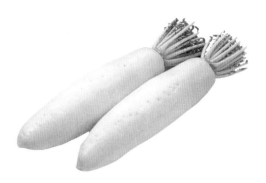

注意事项

脾胃虚弱，大便溏薄者不宜多食、生食。

经典论述

1.《本草纲目》："主吞酸，化积滞，解酒毒，散瘀血，甚效。"

2.《随息居饮食谱》："治咳嗽失音、咽喉诸病，解煤毒、茄毒。熟者下气和中，补脾运食，生津液，御风寒，止带浊，泽胎养血。"

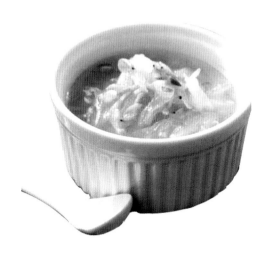

◆ 白萝卜圆白菜汁

主　料：圆白菜叶4片，白萝卜半根，柠檬汁适量。

做　法：将白萝卜、圆白菜叶洗净，切碎，放入榨汁机中加适量凉开水榨汁，最后加柠檬汁调味即可。

◆ 百合萝卜汤

主　料：白萝卜150克，鲜百合20克，虾皮10克，马蹄20克。

辅　料：葱5克，姜3克。

调　料：盐3克，牛肉粉2克，鱼露3克，香油3毫升。

做　法：

1. 白萝卜洗净去皮切粗丝，百合洗净掰成片。

2. 锅中放入清水、姜、葱粒烧开。

3. 放入萝卜丝、虾皮、马蹄、百合，加盐、牛肉粉、鱼露调味，再次煮开后淋入香油即可。

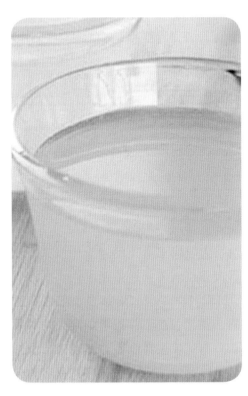

生菜

促进代谢降三高

别　　　名	叶用莴笋、鹅仔菜。
性 味 归 经	味甘，性凉；归胃、膀胱经。
建议食用量	每餐100～200克。

营养成分

β胡萝卜素、抗氧化物、维生素 B_1、维生素 B_6、维生素 E、维生素 C、膳食纤维素、钾、镁、磷、钙、铁、铜、锌等。

降三高功效

生菜含有钾、钙、铁等矿物质，可降低血压，它膳食纤维的含量很高，能促进脂肪代谢，延缓葡萄糖的吸收，调节血糖，对三高患者大有裨益。

黄金搭配

蒜茸+生菜

蒜茸、生菜有杀菌、消炎和降血糖的作用。

生菜+菌菇

生菜与菌菇搭配同食，对热咳、痰多、胸闷、吐泻等有一定的食疗作用。

食用功效

生菜富含水分，故生食清脆爽口，特别鲜嫩。因其茎叶中含有莴苣素，故味微苦，具有镇痛催眠、降低胆固醇、辅助治疗神经衰弱等功效；生菜中还含有甘露醇等有效成分，有利尿和促进血液循环的作用；生菜中含有一种"干扰素诱生剂"，可刺激人体正常细胞产生干扰素，从而产生一种"抗病毒蛋白"，抑制病毒。

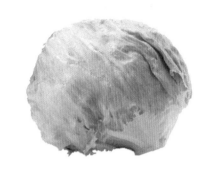

注意事项

生吃要注意农药化肥的残留；脾胃虚寒者、肾虚小便清长、尿频者不宜多食。

生活实用小窍门

菜叶大而整株短的较好吃，菜色青绿、茎部带白的较新鲜。

散叶生菜可用保鲜膜包裹，根部朝下放入冰箱冷藏。结球生菜可将菜心摘除，然后将湿润的纸巾塞入菜心处，再用保鲜膜包裹生菜，放入冰箱冷藏。生菜对乙烯极为敏感，易诱发赤褐斑点，保存时应远离苹果、梨和香蕉这些易释放乙烯的水果。

养生食谱

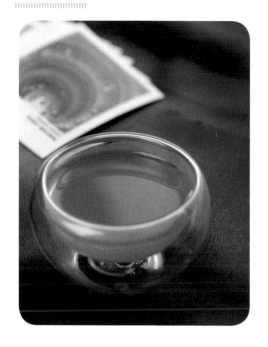

◆ 蚝油生菜

主　料：生菜 300 克。

调　料：植物油、蚝油、料酒、胡椒粉、精盐、糖、味精、酱油、香油、蒜、高汤、淀粉各适量。

做　法：

1.把生菜洗净。

2.坐锅放水，加精盐、糖、油，煮沸后放生菜。翻个倒出，沥干水分倒入盘里。

3.锅中放油，加蒜略炒，加蚝油、料酒、胡椒粉、糖、味精、酱油、高汤，沸后勾芡，淋香油，浇在生菜上即可。

◆ 生菜苹果汁

主　料：生菜 100 克，苹果 1 个，柠檬 1 个。

调　料：白糖适量。

做　法：

1.生菜洗净，切成块；苹果洗净，去皮，切成细条；柠檬洗净，去皮，切块。

2.将生菜块、苹果条、柠檬块加入白糖、半杯纯净水一起放入榨汁机中打匀，过滤出汁液来即可饮用。

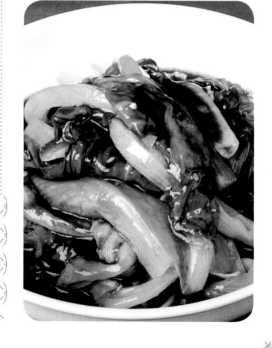

洋葱

扩张血管防血栓

别　　　名　洋葱头、圆葱、葱头。

性味归经　味甘、微辛，性温；归肝、脾、胃、肺经。

建议食用量　每餐50～100克。

营养成分

蛋白质、粗纤维、糖类、维生素A、维生素B、维生素C、前列腺素A、磷、硒、钙、铁及多类氨基酸与硫氨基酸、柠檬酸、槲皮素、苹果酸等。

降三高功效

洋葱所含的烯丙二硫化物和硫氨基酸，不仅具有杀菌功能，还可降低人体血脂，防止动脉硬化；可激活纤维蛋白的活性成分，能有效地防止血管内血栓的形成；前列腺素A对人体也有较好的降压作用。

良方妙方

1.糖尿病：洋葱洗净，用开水泡后，加适量酱油调味，当菜佐餐用，疗程不限。

2.高血压，头晕，肩胛酸痛：洋葱适量，切细后放于茶壶，加入八分水用火煮，沸腾后用弱火煨，煎到水只剩下一半为止，每日代茶喝1～3杯。

两顿饭中喝最有效。

3.高脂血症：洋葱60克，菜籽油炒，每日食。

4.失眠：洋葱1～2个用刀横竖丨字切开，睡前放在枕边闻其辣味。

食用功效

洋葱的防癌功效来自它富含的硒元素和槲皮素。硒是一种抗氧化剂，能刺激人体免疫反应，从而抑制癌细胞的分裂和生长，同时还可降低致癌物的毒性。而槲皮素能抑制癌细胞活性，阻止癌细胞生长。一份调查显示，常吃洋葱比不吃的人患胃癌的概率少25%，因胃癌致死者少30%。洋葱又有祛痰、利尿、发汗以及抑菌防腐等作用。

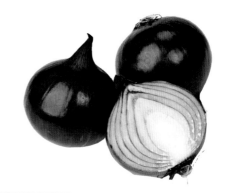

注意事项

洋葱不可过量食用，因为它易产生挥发性气体，过量食用会导致胀气和排气过多，给人造成不快。

养生食谱

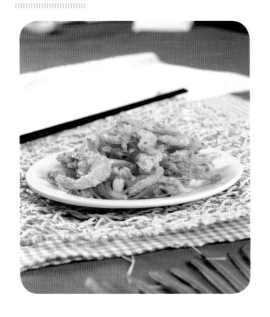

◆ 洋葱葡萄汁

主　料：洋葱半个，葡萄 10 粒。

做　法：洋葱洗净，切块；葡萄冲洗干净，和洋葱一同倒入榨汁机中，加凉开水榨汁即可。

◆ 洋葱炒湖虾

主　料：小湖虾 200 克。

辅　料：洋葱 30 克，香菜 20 克。

调　料：盐 5 克，鸡粉 3 克，香油 3 毫升，料酒 5 毫升，植物油、淀粉各适量。

做　法：

1. 小湖虾清洗干净，洋葱改刀成丝，香菜洗净切段。

2. 将小湖虾拍干淀粉炸成金黄色控油。

3. 锅内留底油煸香洋葱丝，放入炸好的小湖虾烹料酒加盐、鸡粉翻炒几下入味后撒香菜即可。

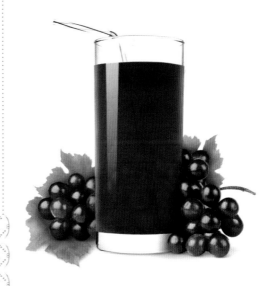

花椰菜

清理血管降血糖

别　　　名　花甘蓝、花菜、菜花。

性味归经　味甘，性平；归肾、
　　　　　　脾、胃经。

建议食用量　每餐100～200克。

营养成分

蛋白质、脂肪、碳水化合物、食物纤维、维生素K、维生素C、类黄酮、钙、铬、磷、铁等。

降三高功效

花椰菜含类黄酮较多，而类黄酮是一种良好的血管清理剂，能有效地清除血管上沉积的胆固醇，还能防止血小板的凝集，减少心脏病的发生。还含有丰富的铬，铬能促进胰岛素分泌，降低糖尿病患者对胰岛素的需要量，有效调节血糖水平。

食用功效

花椰菜有白、绿两种，绿色的也叫西蓝花。两者的营养价值基本相同，花椰菜热量低，食物纤维含量很高，还含有丰富的维生素和矿物质，因此它又被称为"天赐的良药"。

花椰菜含有抗氧化防癌症的微量元素，长期食用可以减少乳腺癌、直肠癌及胃癌等癌症的发病概率。据美国癌症协会报道，众多蔬菜水果中，十字花科的花椰菜和大白菜的抗癌效果最好。

花椰菜中的维生素C含量较高，能够增强肝脏解毒能力，并能提高机体的免疫力，防止感冒和维生素C缺乏病的发生。

有些人的皮肤一旦受到小小的碰撞和伤害就会变得青一块紫一块的，这是因为体内缺乏维生素K的缘故，补充的最佳方式之一就是多吃花椰菜。

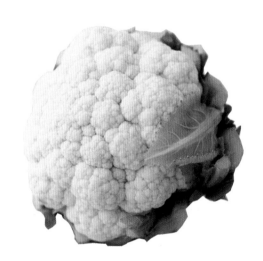

注意事项

尿路结石者慎食。

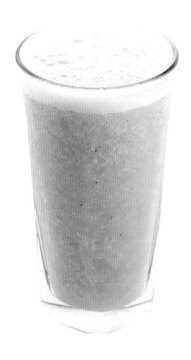

◆ 蘑菇烧菜花

主　料：菜花300克，蘑菇200克。

调　料：食用油、葱丝、姜丝、盐、味精、水淀粉、香油各适量。

做　法：

1.菜花掰成小朵，洗净；蘑菇洗净，切片备用。

2.炒锅里倒油烧热，爆香葱丝、姜丝，加入菜花，添少量汤烧开，放入蘑菇片，加盐、味精调味，翻炒至熟，用水淀粉勾芡，淋上香油即可。

◆ 菜花汁

主　料：西蓝花半棵。

做　法：

1.菜花洗净，切成小块，放入开水中焯一下。

2.将焯熟的菜花放入榨汁机中，加适量凉开水，搅打即可。

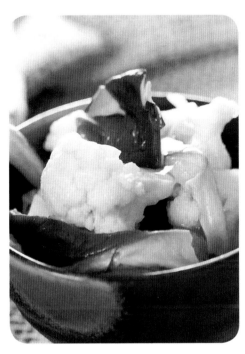

西红柿

健胃生津降三高

别　　　名　番茄、洋柿子。

性 味 归 经　味甘、酸，性微寒；归心、肺、胃经。

建议食用量　每日吃2~3个。

营养成分

蛋白质、脂肪、碳水化合物、有机酸、葡萄糖、蔗糖、维生素A、维生素B_1、维生素B_2、维生素C、纤维素、番茄红素、谷胱甘肽、红浆果素、胡芦巴碱、磷、钙、铁、锌等。

降三高功效

西红柿中的番茄红素具有类似胡萝卜素的强力抗氧化作用，可清除自由基，防止低密度脂蛋白受到氧化，还能降低血浆胆固醇浓度，从而有效降脂降压，富含的番茄碱、谷胱甘肽、红浆果素、胡芦巴碱等成分，能有效降低血糖，而且西红柿所含的脂肪、糖分、热量都很低，适合三高患者食用。

良方妙方

1. 高血压：每日清晨空腹吃西红柿1~2个。

2. 口渴，糖尿病：用西红柿适量，新鲜猪胰一具，加水煮汤，以油盐调味吃。

3. 高血压，慢性肝炎：鲜西红柿250克，洗净切块；牛肉100克切成薄片，少许油、盐、糖调味同煮佐膳。每日1次。

4. 口干咽燥，食欲减退，烦热口渴：西红柿200克洗净，开水浇烫去皮，捣烂后加冰糖适量，置冰箱冷藏室内放凉备用，饭后可不拘时间频频食用。

食用功效

西红柿含有丰富的维生素、碳水化合物、有机酸及少量的蛋白质，有促进消化、利尿、抑制多种细菌的作用。西红柿中含有的维生素可以保护血管，治疗高血压，还有推迟细胞衰老、增加人体抗癌能力的作用。西红柿中的胡萝卜素可维持皮肤弹性，促进骨骼钙化，防治儿童佝偻病、夜盲症和眼睛干燥症。

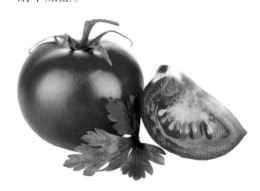

注意事项

不成熟的青西红柿含龙葵碱，多吃会中毒，不应食用。西红柿偏凉，脾胃虚寒者不宜。生食西红柿最好在饭后，以免空腹刺激胃肠，避免与胃酸结合成不易消化的物质引起胃脘不适。

养生食谱

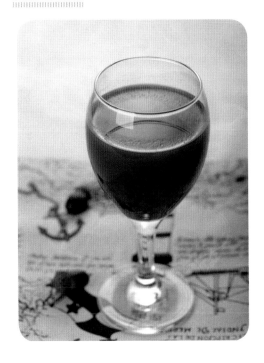

◆ 西红柿洋葱鸡蛋汤

主 料：西红柿、洋葱各50克，鸡蛋1个。

调 料：海带清汤、盐、白糖、酱油各适量。

做 法：

1.将西红柿洗净，焯烫后去皮，切块；洋葱洗净，切碎；鸡蛋打散，搅拌均匀。

2.锅置火上，放入海带清汤，大火煮沸后加入洋葱、酱油，转中火。再次煮沸后加入西红柿，转小火煮2分钟。

3.待锅里的西红柿和洋葱汤煮沸后，加入蛋液，搅拌均匀，加盐、白糖调味即可。

◆ 西红柿汁

主 料：西红柿500克。

做 法：

1.把西红柿洗干净，用热水烫后去皮。

2.用纱布包好用手挤压出汁倒入杯中，再加入少许的温开水调匀，即可饮用。

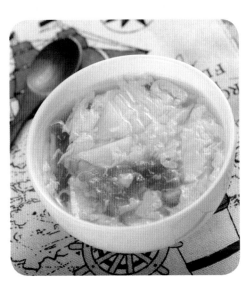

黄豆芽

 防治心脑血管硬化

别　　　名	如意菜。
性味归经	味甘，性凉；归脾、大肠经。
建议食用量	每餐100～200克。

营养成分

蛋白质、脂肪、糖、粗纤维、胡萝卜素、维生素 B_1、维生素 B_2、烟酸、维生素 E、钙、磷、铁等。

降三高功效

豆芽中所含的维生素 E 能保护皮肤和毛细血管，防止动脉硬化，防治老年高血压。黄豆芽中含有的膳食纤维有润肠通便的作用，从而减缓葡萄糖与胆固醇的吸收，降脂降糖，缓解便秘。

良方妙方

1.高血压：黄豆芽500克，植物油、细盐、酱油、葱适量，素炒黄豆芽，佐膳食。或黄豆芽水煎3～4小时，温服，连服数次。

2.失血性贫血：黄豆芽250克，大枣15克，猪骨250克，加水适量久煎，加盐调味，一天分3次，食豆芽、饮汤。

3.肺热：黄豆芽500～1000克，陈皮1个。黄豆芽加入陈皮，用大量的水，旺火煎4～5小时后饮用。

食用功效

黄豆芽具有清热明目、补气养血、防止牙龈出血、预防心血管硬化及降低胆固醇等功效；春天是维生素 B_2 缺乏症的多发季节，春天多吃些黄豆芽可以有效地防治维生素 B_2 缺乏症；黄豆芽还是美容食品，常吃能使头发保持乌黑光亮，对面部雀斑有较好的淡化效果。吃黄豆芽对青少年生长发育、预防贫血等大有好处。常吃黄豆芽还有健脑、抗疲劳、抗癌等作用。

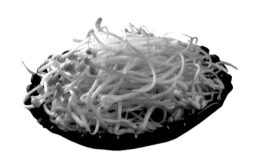

注意事项

黄豆芽性寒，慢性腹泻及脾胃虚寒者不宜食用。不要食用无根豆芽，因为无根豆芽在生长过程中可能喷洒了除草剂，而除草剂一般都有致癌、致畸、致突变的作用。

经典论述

《本草纲目》："唯此芽类白美独异，食后清心养身，具有'解酒毒、热毒，利三焦'之功。"

养生食谱

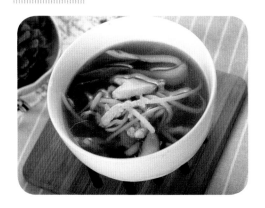

◆ 鲜蘑黄豆芽汤

主　料：蘑菇、猪肉各 50 克，黄豆芽 100 克。

调　料：植物油、酱油、醋、盐、白糖、香油、水淀粉、姜、高汤、料酒各适量。

做　法：

1. 黄豆芽洗净，择去根部，沥干水分；蘑菇洗净，切片；姜洗净，切成细丝；猪肉洗净，切成丝。

2. 锅置火上，放入适量植物油烧热后，爆香姜丝，下入猪肉丝；用中火炒，肉变白色时放入黄豆芽、蘑菇片翻炒片刻。

3. 加高汤、酱油、料酒，以大火煮沸，转小火煮沸 2 分钟，待黄豆芽梗呈透明状时，加入醋、白糖和盐调味，用水淀粉勾芡，淋入香油即可。

◆ 黄豆芽排骨豆腐汤

主　料：豆腐 1 盒，黄豆芽 200 克，排骨 400 克，青椒 150 克。

调　料：高汤、香葱段、姜片、盐、胡椒粉各适量。

做　法：

1. 豆腐洗净，切块；青椒洗净，去籽，切丝；黄豆芽洗净，备用。

2. 排骨洗净切小块，在锅中焯烫一下，冲去血水，捞出。

3. 将高汤煮沸，下排骨、黄豆芽、姜片，转小火，煮约 30 分钟，放豆腐、青椒丝，加入盐、胡椒粉、香葱段，搅匀即可。

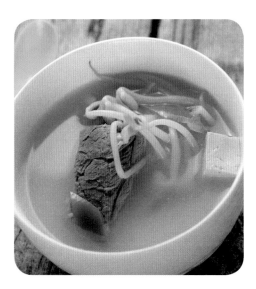

黄瓜

三高患者理想蔬菜

别　　　名　胡瓜、刺瓜、青瓜。
性味归经　味甘，性凉；归脾、
　　　　　　胃、大肠经。
建议食用量　每日100～500克。

营养成分

蛋白质、糖类、膳食纤维、维生素 B_2、维生素 C、维生素 E、胡萝卜素、烟酸、钾、镁、钙、磷、铁等。

降三高功效

黄瓜中的固醇类成分能降低胆固醇。黄瓜富含的膳食纤维、钾和镁有益调节血压水平，预防高血压。黄瓜中所含的葡萄糖苷、果糖等不参与通常的糖代谢，故糖尿病患者以黄瓜代替淀粉类食物充饥，血糖非但不会升高，甚至会降低。

良方妙方

1.高血压：取黄瓜1小根洗净，切粒，加入蒜泥20克和少许食盐拌匀后佐餐或单独食用。或黄瓜藤90克，水煎服，每日1剂。

2.暑热症：黄瓜1500克洗净去瓤切成条，放锅内加水少许，煮沸后去掉多余的水，趁热加入100毫升蜂蜜调匀，煮沸即可食用。随意食用，每日数次。

食用功效

黄瓜是低热量的美容减肥食品。黄瓜中的黄瓜酶，有很强的生物活性，能有效地促进人体的新陈代谢，用黄瓜捣汁涂擦皮肤，有润肤、舒展皱纹的功效；黄瓜中所含的丙氨酸、精氨酸和谷氨酰胺对肝脏患者，特别是对酒精性肝硬化患者有一定辅助治疗作用，可预防酒精中毒。

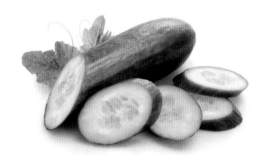

注意事项

黄瓜性寒凉，胃寒者多食易腹痛；老年慢性支气管炎患者发作期忌食。

经典论述

1.《食物与治病》："黄瓜水分多且有清甜味，生吃能解渴清热，但多食则易于积热生湿。若患疮疥、脚气和有虚肿者食之易加重病情。小儿多食易生疳虫。"

2.《日用本草》："除胸中热，解烦渴，利水道。"

3.《滇南本草》："解疮癣热毒，消烦渴。"

养生食谱

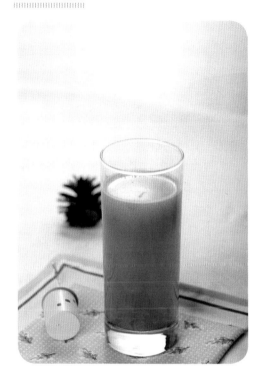

◆ 鸡丝炒黄瓜花

主　料：黄瓜花200克，鸡胸肉150克。

辅　料：红椒丝25克。

调　料：葱、姜各10克，盐5克，鸡粉3克，水淀粉15毫升，香油2毫升，植物油、胡椒粉各适量。

做　法：

1.将鸡胸肉改刀成鸡丝上浆过油至熟。

2.红椒改刀成丝过油。

3.锅内留底油，煸香葱姜，放入鸡丝、黄瓜花、红椒丝、盐、鸡粉、胡椒粉翻炒均匀，淋香油即可。

◆ 黄瓜汁

主　料：黄瓜1根。

做　法：

1.黄瓜洗净后削掉外皮，切段。

2.将黄瓜段放进榨汁机打成汁，或者用手动式榨汁器碾压挤出汁，煮沸，晾温即可。

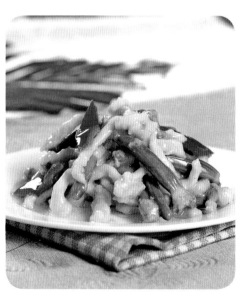

冬瓜

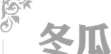

高钾低钠降三高

别 名	白瓜、枕瓜、东瓜。
性味归经	味甘，性凉；归肺、大肠、小肠、膀胱经。
建议食用量	每日100～500克。

营养成分

蛋白质、糖、粗纤维、灰分、胡萝卜素、硫胺素、核黄素、丙醇二酸、烟酸、维生素C、钙、磷、铁等。

降三高功效

冬瓜钾含量高，钠盐含量低，对于需要低钠盐食物的肾脏病、糖尿病、高血压、浮肿病患者来说，是最理想的食物。所含的丙醇二酸，能有效地抑制糖类转化为脂肪，烟酸能够降低血中胆固醇的含量，具有减肥降脂的功效。

良方妙方

1. 糖尿病：冬瓜1个。用玻璃等片状物轻轻刮下冬瓜皮上的白霜。每次如弹丸大即可。用开水冲服，症状重且久者，每日2次，连服2～3天；症状轻者服1或2次可愈。清热润燥，补肾收摄。适用于口干、口渴、多饮、多尿等。

2. 高血压，肝阳上亢，头痛眼花：冬瓜500克，鲩鱼头250克，先用油煎鱼头至金黄色，放入冬瓜，加清水适量，文火炖4小时，加食盐调味食用佐膳。每日2次。

3. 慢性肾炎：冬瓜1000克，鲤鱼1条，白水煮汤服食。

食用功效

冬瓜含有除色氨酸外的8种人体必需氨基酸，谷氨酸和天门冬氨酸含量较高，还含有鸟氨酸和γ-氨基丁酸以及组氨酸；冬瓜不含脂肪，膳食纤维高达0.8%，营养丰富而且结构合理，营养质量指数计算表明，冬瓜为有益健康的优质食物。

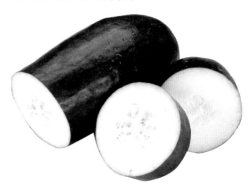

注意事项

脾胃虚寒、肾虚者不宜多服。

经典论述

1.《名医别录》："主治小腹水胀，利小便止渴。"

2.《日华子本草》："除烦，治胸膈热，消热毒痈肿，切摩痱子。"

3.《滇南本草》："性平和，味甘淡。治痰吼，气喘，姜汤下。又解远方瘴气，又治小儿惊风。"

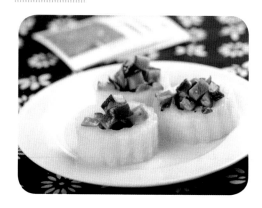

◆ 清蒸冬瓜盅

主　料：冬瓜 200 克。

辅　料：熟冬笋、水发冬菇、蘑菇各 40 克。

调　料：香油、料酒、酱油、味精、白糖、淀粉各适量。

做　法：

1.将冬瓜选肉厚处用圆槽刀捅出 14 个圆柱形，焯水后抹香油待用。

2.冬菇、蘑菇洗净，冬笋去皮，各切碎末；锅置火上，下六成热油中煸炒，再加料酒、酱油、白糖、味精、冬菇，汤烧开后勾厚芡，冷后成馅。

3.冬瓜柱掏空填上馅，放盘中，上笼蒸 10 分钟取出装盘，盘中汤汁烧开调好味后勾芡，浇在冬瓜盅上即可。

◆ 海米冬瓜

主　料：冬瓜 350 克。

辅　料：海米 15 克。

调　料：葱、姜各 5 克，盐 4 克，鸡粉 3 克，水淀粉 20 毫升，香油 2 毫升，植物油、胡椒粉、料酒各适量。

做　法：

1.将冬瓜去皮改刀成长 5 厘米的条。

2.海米用水泡发好。

3.锅内放入少许油，放入葱、姜、海米煸香，放冬瓜烹料酒、盐、鸡粉、胡椒粉，加少许水调好味，炖至冬瓜软烂汤汁浓稠后，勾少许芡淋香油即可。

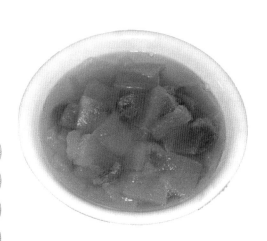

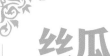

丝瓜

清洁血液通血脉

别　　　名　天罗、绵瓜、天络瓜。

性味归经　味甘，性凉；归肝、胃、肺经。

建议食用量　每餐100～300克。

营养成分

蛋白质、碳水化合物、维生素 B_1、维生素 C、皂苷、植物黏液、木糖胶、丝瓜苦味质、瓜氨酸、钙、磷、铁等。

降三高功效

丝瓜含皂苷类物质，能起到清洁血液、通血脉的作用，能把肠内的胆固醇结合成不易吸收的混合物，排出体外，从而降低胆固醇，丝瓜还能扩张血管，有利于降压，丝瓜中所含的瓜氨酸可平衡正常的血糖水平。

良方妙方

1.糖尿病：将丝瓜200克切片煮熟后，放入3克红茶冲泡，饭后1小时饮用，每日3次。

2.偏头痛：鲜丝瓜根90克，鸭蛋2个，水煮服。

3.痢疾：丝瓜汁15毫升，红、白糖各15克，调和均匀服之。

4.胸胁痛：干老丝瓜烧焦存性，研末，温酒调服，每次10克。

食用功效

丝瓜中含防止皮肤老化的B族维生素等成分，能保护皮肤、消除斑块，使皮肤洁白、细嫩，是不可多得的美容佳品，故丝瓜汁有"美人水"之称；丝瓜藤茎的汁液具有保持皮肤弹性的特殊功效，能美容去皱；丝瓜提取物对乙型脑炎病毒有明显的预防作用，在丝瓜组织培养液中还提取到一种具抗过敏作用的物质。

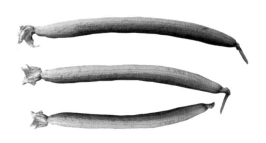

注意事项

脾胃虚寒或肾阳虚弱者不宜多服。

经典论述

1.《本草纲目》："老者烧存性服，祛风化痰，凉血解毒杀虫，通经络，行血脉，下乳汁。"

2.《本草求真》："丝瓜性属寒物、味甘体滑。凡人风痰湿热，蛊毒血积，留滞经络，发为痈疽疮疡，崩漏肠风，水肿等症者，服之有效，以其通经达络，无处不至。"

养生食谱

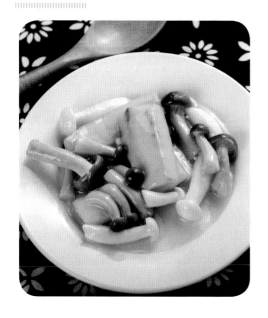

◆ 葡萄干蒸丝瓜

主　料：丝瓜 400 克。

辅　料：葡萄干 50 克。

调　料：盐 4 克，豉油 5 毫升，味精 4 克。

做　法：

1.丝瓜切条备用。

2.将丝瓜摆盘放入盐、味精、葡萄干蒸 5 分钟，出锅后加入豉油即可。

◆ 丝瓜炒双菇

主　料：蟹味菇 50 克，干香菇 20 克，丝瓜 60 克。

调　料：酱油、白糖、盐、淀粉、植物油各适量。

做　法：

1.丝瓜洗净切片，用水焯一下，捞出过凉，再用少量油炒熟，加盐调味后盛出。

2.干香菇泡软、去蒂。用少量油炒过。加酱油、白糖烧 3 分钟。

3.蟹味菇洗净，放入香菇中同烧，汤汁稍收干时，勾芡，盛出放丝瓜中间即可。

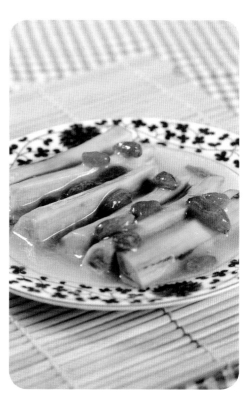

苦瓜

清热消炎降三高

别　　　名	凉瓜、锦荔枝、癞瓜。
性味归经	味苦，性寒；归心、肝、脾、胃经。
建议食用量	鲜品每次100～500克，干品每次50～100克。

营养成分

蛋白质、脂肪、碳水化合物、粗纤维、胡萝卜素、苦瓜皂苷、维生素 B_1、维生素 B_2、维生素 C、维生素 E 等。

降三高功效

苦瓜维生素 C 的含量首屈一指，可以保持血管弹性，有效降低血压，减少体内低密度脂蛋白及三酰甘油的含量。苦瓜中含有的苦瓜皂苷有快速降糖、调节胰岛素的功能，能修复 β 细胞，增加胰岛素的敏感性，还能预防和改善并发症，提高免疫力。

良方妙方

1.高血压：苦瓜 100 克，鲜山药 50 克，牛奶 200 毫升，蜂蜜 20 毫升。苦瓜剖开去籽，洗干净，切成片；山药去皮，洗干净，切成小块，和苦瓜、牛奶一起放入家用果汁机里，快速搅成浆汁，入锅里煮沸，调入蜂蜜饮用。每日一剂，分早晨和晚上两次饮用。

2.糖尿病：鲜苦瓜 50 ～ 100 克，做菜吃，每日 2 ～ 3 次；或将苦瓜制成干粉冲服，每次 7 ～ 12 克，每日 3 次，连服 10 ～ 15 天。

食用功效

苦瓜中的苦瓜苷和苦味素能增进食欲，健脾开胃；所含的生物碱类物质奎宁，有利尿活血、消炎退热、清心明目的功效；苦瓜中的蛋白质及大量维生素 C 能提高人体的免疫功能；从苦瓜籽中提炼出的胰蛋白酶抑制剂，可以抑制癌细胞所分泌出来的蛋白酶，阻止恶性肿瘤生长；苦瓜的新鲜汁液，含有苦瓜苷和类似胰岛素的物质，具有良好的降血糖作用，是糖尿病患者的理想食品。

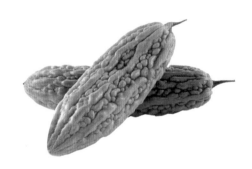

注意事项

《滇南本草》："脾胃虚寒者，食之令人吐泻腹痛，故应慎用。做菜时，以色青白，质脆嫩者为宜，并须先切片，略煮，减弱苦味用。"

养生食谱

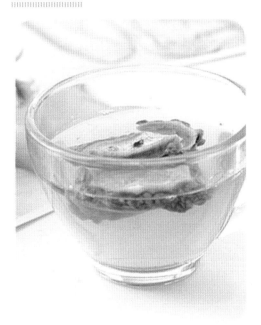

◆ 杏仁拌苦瓜

主　料：苦瓜200克。

辅　料：杏仁20克。

调　料：盐2克，味精1克，香油适量。

做　法：

1.将苦瓜洗净改刀切成片，焯水备用。

2.杏仁泡淡盐水20分钟，与苦瓜一起放容器中加盐、味精、香油拌匀即可。

◆ 柠檬苦瓜茶

主　料：苦瓜30克，柠檬草、荷叶各6克。

调　料：蜂蜜适量。

做　法：

1.将苦瓜切片，加入热水中煮沸。

2.放入荷叶、柠檬草冲泡10分钟后，加入蜂蜜，即可饮用。

3.每日1剂，分2次温服。

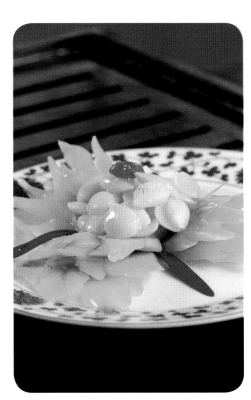

胡萝卜

养血美颜的"小人参"

别　　　　名　红萝卜、黄萝卜。

性 味 归 经　味甘，性平；归肺、
脾、肝经。

建议食用量　每次100～200克。

营养成分

糖类、蛋白质、脂肪、挥发油、胡萝卜素、维生素 A、花青素、槲皮素、木质素、干扰素诱生剂、钙、铁、磷等。

降三高功效

胡萝卜是一种难得的果、蔬、药兼用之品，所以有廉价的"小人参"之称。胡萝卜含有降糖物质，是糖尿病患者的良好食品，其所含的某些成分，如槲皮素、山柰酚能增加冠状动脉血流量，降低血脂，促进肾上腺素的合成，还有降压、强心作用，是高血压、冠心病患者的食疗佳品。

良方妙方

1.高血压：胡萝卜汁，每天约需1000毫升，分次饮服。或鲜胡萝卜洗净切块，同粳米煮粥吃，每日1次，可常食。

2.血脂偏高，高血压，体胖：胡萝卜500克，黄瓜100克，打汁饮服。

3.夜盲症：胡萝卜洗净切片蒸熟，不限多少，任意食用。

4.急性黄疸型肝炎：干胡萝卜缨120克（鲜品250克），水煎服，每日2次，连服7天。

食用功效

胡萝卜中含有丰富的胡萝卜素，可以起到清除人体中血液和肠道的自由基，达到防治心脑血管疾病的作用，因此对于冠心病、高血压患者来说，日常常吃胡萝卜，就可以起到一个保护心脑血管健康的作用；胡萝卜素摄入人体消化器官后，可以转化为维生素 A，是骨骼正常生长发育的必需物质，有助于细胞增殖与生长；胡萝卜中的木质素也能提高人体免疫机制，间接消灭癌细胞。

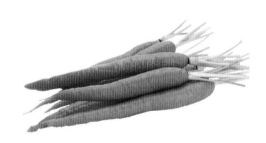

注意事项

《本草省常》："宜熟食，多食损肝难消，生食伤胃。"

养生食谱

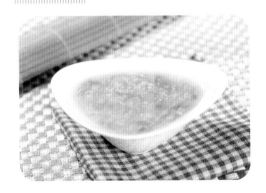

◆ 胡萝卜小米粥

主　料：小米 100 克，胡萝卜 100 克，水适量。

做　法：

1.小米洗净，胡萝卜去皮切丝。

2.把水烧开加入小米和胡萝卜丝同煮 15 分钟，小米软糯即可。

◆ 粟米胡萝卜烩火腿粒

主　料：方火腿 150 克，粟米、胡萝卜各 50 克，甜豌豆 10 克。

辅　料：葱白、姜茸各 5 克，清汤 50 毫升。

调　料：黄油 3 毫升，白糖 15 克，盐、胡椒粉各 1 克，淀粉 10 克，食用油、香油、味精各适量。

做　法：

1.胡萝卜、方火腿切成小粒与粟米、甜豌豆一起焯水。

2.锅内放少许油，加入黄油烧热下葱姜爆香，再加入粟米、胡萝卜、火腿粒、甜豌豆翻炒几下，加清汤烧开，入盐、味精、白糖、胡椒粉调好味，勾少许薄芡点上香油即可。

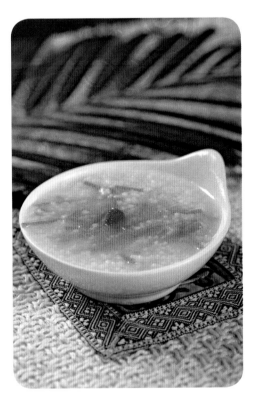

芦笋

调节血液降三高

别　　名　露笋、石刁柏、芦尖。

性味归经　味甘、苦，性凉；归肺、胃经。

建议食用量　每餐100克。

营养成分

蛋白质、脂肪、碳水化合物、粗纤维、芦丁、维生素A、维生素C、维生素B_1、维生素B_2、烟酸、泛酸、天门冬酰胺、天门冬氨酸、叶酸、生物素、硒、钙、磷、铬、镁、钾、铁等。

降三高功效

芦笋内含有芦丁、维生素C等成分，能降低血压，软化血管，减少胆固醇吸收；芦笋中的铬元素能够调节血液中脂肪与糖分的浓度，促进循环与代谢，从而防止脂肪与糖分在体内的堆积，因此可作为三高的辅助治疗食品。

良方妙方

1.高血压，冠心病：鲜芦笋25克，水煎服或做菜吃，每日2次。

2.各种癌症：用罐制加工食品，每日早晨空腹，晚上临睡前各取固形物质25克，生拌或熟吃，3个月为1疗程，直至痊愈，中途不可间断。

3.膀胱炎：取芦笋根5克，每日2次，水煎服。

食用功效

芦笋味道鲜美，吃起来清爽可口，能增进食欲，帮助消化，是一种高档而名贵的绿色食品。芦笋中含有丰富的硒，硒能加速人体内的氧化物分解，抑制恶性肿瘤，有效预防乳腺癌变的发生。含有的膳食纤维柔软可口，能增进食欲，帮助消化，促进排毒，很好地调节胃肠道功能，预防病程中容易出现的胃肠不适。芦笋中还含有较多的天门冬酰胺、天门冬氨酸及其他多种甾体皂苷物质，门冬酰胺酶是治疗白血病的药物。

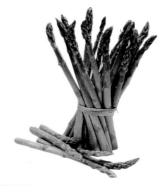

注意事项

患有痛风者不宜多食。

经典论述

1.《日用本草》："治膈寒客热，止渴，利小便，解诸鱼之毒。"

2.《玉楸药解》："清肺止渴，利水通淋。"

养生食谱

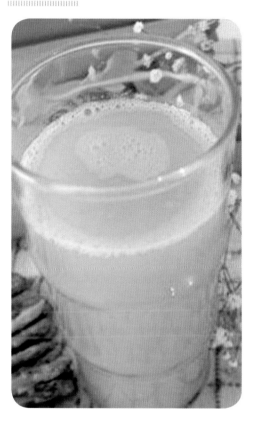

◆ 芦笋鸭掌汤

主　料： 鸭掌 400 克，芦笋 100 克。

辅　料： 枸杞子少许。

调　料： 香葱段、姜片、盐各 5 克，料酒 10 毫升，味精、胡椒粉各少许。

做　法：

1.鸭掌洗净，剁掉爪尖，切成三段；芦笋洗净，去根，切段；枸杞子洗净。

2.锅置火上，倒油烧热，炒香葱段、姜片，加入料酒及适量水烧开，下入鸭掌、芦笋同煮至鸭掌熟，加盐、味精、胡椒粉调味，加入枸杞子即可。

◆ 芹菜芦笋汁

主　料： 芹菜 1 棵，芦笋 5 根。

辅　料： 柠檬汁、蜂蜜各适量。

做　法： 芹菜、芦笋分别洗净，切段，放入榨汁机中，加入适量凉开水搅打，调入适量柠檬汁和蜂蜜即可。

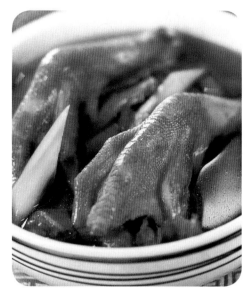

莴笋

强心利尿通经脉

别　　　名　莴苣、春菜、生笋。

性味归经　味甘、苦，性凉；归肠、胃经。

建议食用量　每餐100～200克。

营养成分

蛋白质、脂肪、糖类、胡萝卜素、维生素 B_1、维生素 B_2、维生素 C、烟酸、甘露醇、乳酸、苹果酸、琥珀酸、类脂、钙、铁、磷、钾、碘等。

降三高功效

莴笋含有大量的膳食纤维，能够促进肠胃蠕动，延缓肠道对脂肪和胆固醇的吸收。莴笋钾含量大大高于钠含量，有利于体内的水电解质平衡，促进排尿，具有强心、利尿、降血压的作用。莴笋还含有较丰富的烟酸，烟酸是胰岛素的激活剂，可降低血糖。

良方妙方

1.神经衰弱失眠：把适量莴笋带皮切片煮熟喝汤，特别是睡前服用，更具有助眠功效。

2.浮肿：鲜莴笋叶煎汤饮服。

3.小便不利：莴笋捣泥做饼食之。

食用功效

莴笋味道清新且略带苦味，可刺激消化酶分泌，增进食欲，其皮和肉之间的乳状浆液，可促进胃酸、胆汁等消化液的分泌，从而增强各消化器官的功能，对消化功能减弱、消化道中酸性降低和便秘的患者尤其有利。莴苣含有多种矿物质，具有调节神经系统功能的作用，有助于稳定体内激素调节，预防乳腺因激素调节不稳定而出现病变。莴笋中含有少量的碘元素，它对人体的基础代谢、心智和情绪都有重大影响。

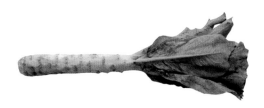

注意事项

多食使人目糊，停食自复。

经典论述

1.《日用本草》："味苦，寒平。利五脏，补筋骨，开膈热，通经脉，祛口气，白牙齿，明眼目。"

2.《本草纲目》："通乳汁，利小便，杀虫蛇毒。"

3.《滇南本草》："治冷积虫积，痰火凝结，气滞不通。"

养生食谱

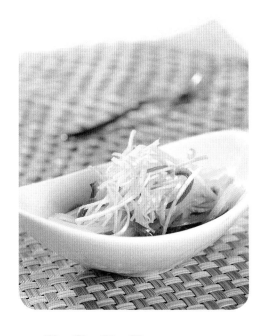

◆ 莴笋炒鸡蛋

主　料：莴笋100克，鸡蛋4个，火腿片适量。

调　料：盐、植物油适量。

做　法：

1.先把莴笋去皮洗净，切成菱形片。鸡蛋磕入碗中打散，搅拌均匀。

2.鸡蛋过油滑炒一下，盛出来备用。

3.锅中留底油，放入莴笋片、火腿片、盐翻炒1分钟，再加入滑好的鸡蛋翻搅均匀，出锅装盘即可。

◆ 油泼莴笋

主　料：嫩莴笋500克。

辅　料：葱10克，姜5克，红辣椒3克。

调　料：橄榄油5毫升，香油3毫升，盐5克，生抽10毫升，花椒3克。

做　法：

1.嫩莴笋去皮切成菱形片焯水放入盘中。

2.红辣椒顶刀切碎。

3.锅内放少许油，煸香花椒和红辣椒碎，放入葱、姜、香油、生抽、盐调成汁淋在青笋上即可。

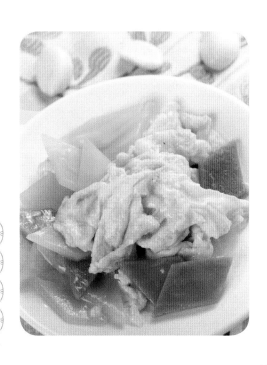

茭白

除烦止渴解热毒

别　　　　名　茭菜、茭瓜、茭笋。

性 味 归 经　味甘，性寒；归肝、脾、肺经。

建议食用量　每餐30～60克。

营养成分

蛋白质、脂肪、糖类、膳食纤维、维生素 B_1、维生素 B_2、维生素 E、机氮素、微量胡萝卜素、苏氨酸、甲硫氨酸、苯丙氨酸、赖氨酸和矿物质等。

降三高功效

茭白富含有机氮素，并以氨基酸状态存在，能提供硫元素，有效降低血清胆固醇及血压、血脂，含有的膳食纤维、维生素 E、胡萝卜素促进人体糖类代谢，防治视神经损害，常食对三高患者有较好的食疗效果。

良方妙方

1.高血压，大便秘结，心胸烦热：茭白30～60克，旱芹菜30克。水煎服。

2.风疮，白癞，酒齄面赤：茭白节焙焦研末敷。

食用功效

茭白主治暑湿腹痛、中焦痼热、烦渴、二便不利以及酒毒、乳少等症。秋季食用尤为适宜，可清热通便，还能解除酒毒，治酒醉不醒。茭白含较多的碳水化合物、蛋白质、脂肪等，能补充人体的营养物质，具有健壮肌体的作用。茭白能退黄疸，对于黄疸型肝炎患者有益。

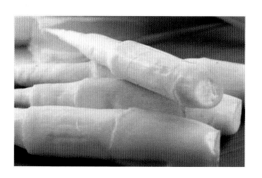

注意事项

脾胃虚冷作泻者忌食。凡患有心脏病、尿路结石或尿中草酸盐类结晶较多者，不宜多食。

经典论述

1.《食疗本草》："利五脏邪气，酒皶面赤，白癞，疬疡，目赤，热毒风气，卒心痛，可盐、醋煮食之。"

2.《本草拾遗》："去烦热，止渴，除目黄，利大小便，止热痢，解酒毒。"

养生食谱

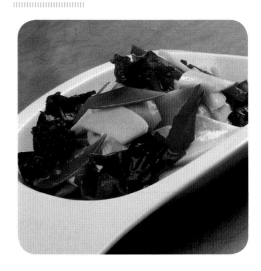

◆ 茭白炒鸡蛋

主　料：鸡蛋 50 克,茭白 100 克。

调　料：植物油 10 毫升，精盐、味精、葱花各适量。

做　法：

1.将茭白去皮，洗净，切成丝。鸡蛋磕入碗内，加入精盐调匀。将植物油放入锅中烧热，葱花爆香，放入茭白丝翻炒几下，加入精盐，待熟后盛入盘内。

2.另起锅放入植物油烧热，倒入鸡蛋液，同时将炒过的茭白放入一同炒拌。鸡蛋熟后点入味精装盘即可。

◆ 木耳茭白

主　料：茭白 250 克，水发木耳 100 克。

调　料：泡辣椒 5 克,蒜、姜、葱、盐、胡椒粉、味精、淀粉、植物油各适量。

做　法：

1.茭白切成长 4 厘米的薄片，木耳洗净，葱、姜、蒜、泡辣椒切碎；将盐、胡椒粉、味精、鲜汤加淀粉调成咸鲜芡汁。

2.锅里放植物油烧热，把泡辣椒碎、姜末、蒜末炒香，再倒入茭白片、木耳翻炒至断生，淋入芡汁，撒上葱花即可。

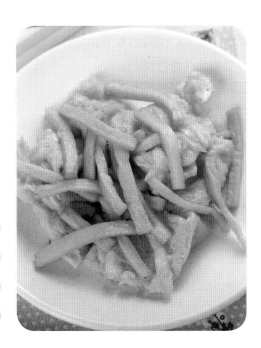

黄花菜

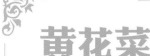

解毒消肿降三高

别　　　名　金针菜、忘忧草、萱草花。

性味归经　味甘，性温；归肝、膀胱经。

建议食用量　每餐30～50克。

营养成分

蛋白质、脂肪、碳水化合物、槲皮素、胡萝卜素、多种维生素、钙、磷、钾等。

降三高功效

黄花菜能显著降低血清胆固醇的含量，含有的钙、钾、槲皮素可改善血管硬化，使血管能正常扩张，维持通畅，进而改善高血压，丰富的胡萝卜素还可缓解糖尿病带来的视神经损害。

良方妙方

1.高血压：黄花菜30～60克炖肉（或鸡）服用。适用于老年性头晕，耳鸣，营养不良性水肿。

2.急性黄疸型肝炎：黄花菜30克，泥鳅100克，共煮汤调味服食。或黄花菜鲜根50克，水煎服，每日1次。

3.风湿性关节炎：黄花菜根50克水煎去渣，冲黄酒50毫升内服。每日2次。

4.红眼：黄花菜、马齿苋各30克，水煎服。

5.咯血，吐血：黄花菜60克，水煎服；治鼻血，加鲜藕节30克或茅根15克。

食用功效

我国《营养学报》曾评价黄花菜具有显著的降低动物血清胆固醇的作用。人们知道，胆固醇的增高是导致中老年疾病和机体衰退的重要因素之一，能够抗衰老而味道鲜美、营养丰富的蔬菜并不多，而黄花菜恰恰具备了这些特点。常吃黄花菜还能滋润皮肤，增强皮肤的韧性和弹力，可使皮肤细嫩饱满、润滑柔软，皱褶减少、色斑消退。

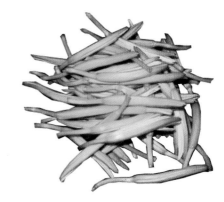

注意事项

鲜黄花菜中含有一种"秋水仙碱"的物质，该有毒成分在高温60℃时可减弱或消失，因此食用时，应先将鲜黄花菜用开水焯过，再用清水浸泡2小时以上，捞出用水洗净后再进行炒食，这样秋水仙碱就能被破坏掉，食用鲜黄花菜就安全了。

养生食谱

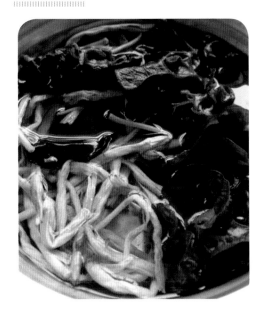

◆ 鲜黄花菜炒百合

主　料：百合150克，鲜黄花菜300克。

辅　料：胡萝卜50克。

调　料：盐、味精各4克，白糖2克，淀粉5克，植物油适量。

做　法：

1.百合、鲜黄花菜洗净，胡萝卜切丝备用。

2.锅置火上，锅内放入油，下入鲜黄花菜、百合、胡萝卜煸炒，放入盐、味精、白糖炒熟，淀粉勾芡出锅即可。

◆ 黄花木耳汤

主　料：干黄花菜30克，黑木耳20克。

调　料：盐、鸡精各5克，葱花、食用油各适量，胡椒粉少许。

做　法：

1.黄花菜泡发，洗净去根；木耳用温水泡发好，撕成小朵。

2.锅置火上，倒油烧热，炒香葱花，放入黄花菜、木耳翻炒片刻，倒入适量清水煮开至熟，加盐、胡椒粉、鸡精调味即可。

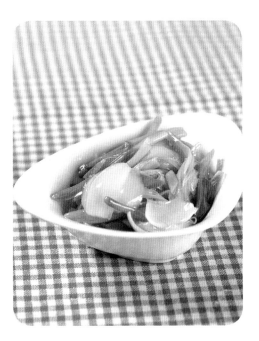

黑木耳

清血降脂调血糖

别　　　名	木耳、云耳、桑耳、松耳。
性味归经	味甘，性平；归胃、大肠经。
建议食用量	泡发木耳每餐约50克。

营养成分

蛋白质、脂肪、碳水化合物、粗纤维、维生素 B_1、维生素 B_2、维生素 K、木耳多糖、烟酸、钾、钙、磷、铁等。

降三高功效

黑木耳中含有丰富的钾，是优质的高钾食物，可有效降低血压；所含维生素 K，能减少血液凝块，预防血栓症的发生；所含的木耳多糖具有调节血糖，降低血糖的功效。

良方妙方

1. 高血压：黑木耳 3 克，清水泡后蒸熟加冰糖，每日 1 次。

2. 糖尿病：黑木耳 60 克、白扁豆 60 克共研成细面粉，每次服 9 克，每日 2～3 次。

3. 高血压，眼底出血：黑木耳 10 克（泡发），冰糖 30 克，水适量，炖熟于睡前服用。每日 1 次。

4. 冠心病：黑木耳适量，用清水浸泡一夜，蒸 1 小时，加适量冰糖，睡前常服，对高血压、动脉硬化、冠心病有辅助治疗作用。

食用功效

黑木耳所含木耳多糖具有良好的增强免疫力作用，增强抗病修复的能力。黑木耳还含有抗肿瘤活性物质，能增强人体免疫力，经常食用可预防恶性肿瘤。黑木耳中含有丰富的纤维素和一种特殊的植物胶原，这两种物质能够促进胃肠蠕动，防治便秘，有利于体内大便中有毒物质的及时清除和排出，并且有利于胆结石、肾结石等内源性异物的化解。

常吃黑木耳能养血驻颜，令人肌肤红润，并可防治缺铁性贫血；黑木耳中的胶质可把残留在人体消化道内的杂质吸附集中起来排出体外，从而起到清胃涤肠的作用。

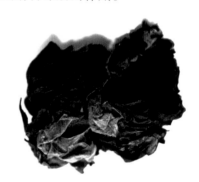

注意事项

鲜黑木耳含有一种叫卟啉的光感物质，人食用未经处理的鲜黑木耳后，如果经太阳照射易引起皮肤瘙痒、水肿，严重的可致皮肤坏死。

养生食谱

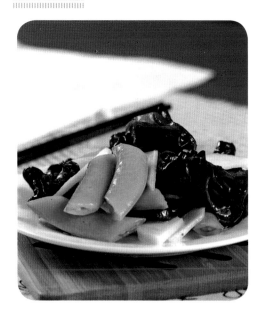

◆ 凉拌核桃黑木耳

主　料：黑木耳150克，核桃碎50克。

辅　料：红绿辣椒适量。

调　料：姜、蒜、调味料各适量。

做　法：

1. 黑木耳洗净撕小块，红绿辣椒切丝，姜蒜切末。

2. 黑木耳、红绿辣椒丝焯水，备用。

3. 核桃碎用小火炒香。

4. 碗中放入黑木耳、红绿辣椒丝、核桃碎和姜、蒜末，加入调味料拌匀即可。

◆ 山药黑木耳蜜豆

主　料：山药、黑木耳各150克。

辅　料：甜蜜豆100克。

调　料：盐5克，鸡粉2克，水淀粉5毫升，香油2毫升，葱、姜各5克，植物油适量。

做　法：

1.将山药去皮改刀成象眼片。

2.木耳泡软洗净，与甜蜜豆一起焯水。

3.锅内放入少量油，煸香葱姜放入山药、甜蜜豆、黑木耳加盐、鸡粉调好味中火翻炒熟勾芡淋香油即可。

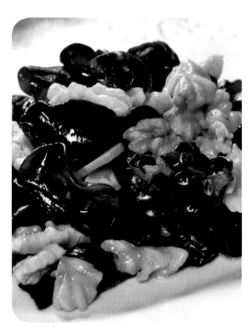

香菇

健胃益气降三高

别　　　名　香蕈、香信、花菇、冬菰。

性 味 归 经　味甘，性平；归脾、胃经。

建议食用量　每餐约50克。

营养成分

蛋白质、脂肪、碳水化合物、叶酸、膳食纤维、核黄素、烟酸、维生素C、香菇嘌呤、钙、磷、钾、钠、镁、铁等。

降三高功效

香菇里面含有一种十分特别的酸性成分，能够有效地降低血脂和胆固醇，香菇中还含有丰富的膳食纤维，可以促进肠胃的蠕动，帮助身体清除垃圾，预防排便不畅等症状。香菇中含有嘌呤、胆碱、酪氨酸、氧化酶以及某些核酸物质，能起到降血压、降胆固醇、降血脂的作用，可预防动脉硬化、肝硬化等疾病。

良方妙方

1.冠心病：香菇50克，大枣7～8枚，共煮汤食。

2.痔疮出血：香菇焙干研末，每次3克，温开水送下，每日2次。

3.胃痉，反胃呕吐：皂荚树蕈，焙干为末，饭前糖水送下。

4.功能性子宫出血：杨树蕈焙干研末，每服3克，温水下，日服2次。

5.脾胃虚弱，食少纳呆，食后胸腹胀满，四肢倦怠无力：干香菇10克，调料适量，按常法烧汤食用。

食用功效

香菇营养丰富，具备多种养生功效。香菇菌盖部分含有双链结构的核糖核酸，进入人体后，会产生具有抗癌作用的干扰素，具有抗病毒、抗肿瘤、增强人体免疫力等多种功能，已被广泛用于乳腺癌、胃癌、结肠癌等癌症的辅助治疗；香菇还对肺结核、传染性肝炎、神经炎等疾病起治疗作用，又可用于消化不良、便秘等病症。

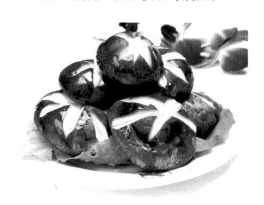

注意事项

香菇为动风食物，脾胃寒湿气滞或皮肤瘙痒患者忌食；疹痘后、产后、病后忌用野生香菇，其与毒蕈易混淆，误食后中毒，严重者可致死亡。

养生食谱

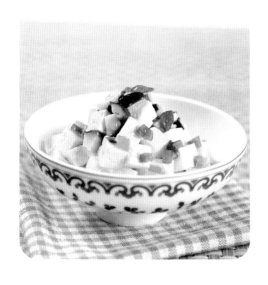

◆ 香菇荸荠汤

主 料：水发香菇 50 克，荸荠 100 克。

调 料：植物油、水淀粉、香油、精盐、味精各适量。

做 法：

1.将荸荠去皮切丁，香菇切丁。

2.锅中加入植物油，倒入双丁拌匀后加水，高火 12 分钟煮沸，调味后以少许水淀粉勾芡即可。

◆ 香菇豆腐

主 料：香菇 150 克。

辅 料：豆腐 150 克，清汤 100 毫升，葱、姜各 5 克。

调 料：盐 2 克，香油 3 毫升，鸡粉 2 克，胡椒粉适量。

做 法：

1.将鲜香菇洗净去根，加葱、姜、清汤煮熟捞出切成粒备用。

2.豆腐切成方块加盐、鸡粉、清汤煨入味。

3.香菇粒加盐、鸡粉、胡椒粉、香油调好味撒在豆腐上即可。

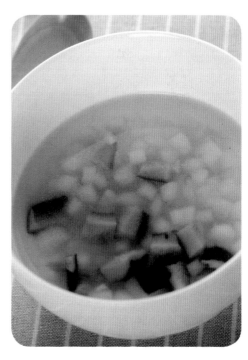

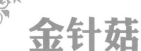

金针菇

抑制血脂升高

别　　　名　朴菰、构菌、冻菌。

性味归经　味甘，性凉；归肝、胃、肠经。

建议食用量　每次50～100克。

营养成分

B族维生素、维生素C、碳水化合物、矿物质、胡萝卜素、多种氨基酸、植物血凝素、多糖、牛磺酸、香菇嘌呤、麦冬甾醇、朴菇素、锌等。

降三高功效

金针菇含有丰富的锌元素和朴菇素，可降低胆固醇，维护血管功能，增加对胰岛素的敏感性，降低血脂、血压及糖尿病并发症的发病率。金针菇中还含有八种人体必需氨基酸，可为三高患者提供丰富的营养成分。

黄金搭配

金针菇 + 鸡肉 = 益气补血

金针菇 + 豆腐 = 益智强体、降血糖

金针菇 + 西蓝花 = 增强肝脏解毒能力、提高机体免疫力

食用功效

金针菇含有较全面的人体必需氨基酸，其中赖氨酸和精氨酸含量尤其丰富，且含锌和铁量比较高，对智力发育有良好的作用，人称"智力菇"；金针菇能有效地促进人体内新陈代谢，有利于食物中各种营养素的吸收和利用；食金针菇还能降低胆固醇，防病健身。

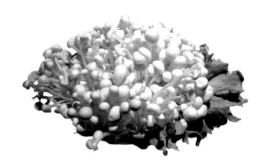

注意事项

生食金针菇会中毒。新鲜的金针菇中含有秋水仙碱，食用后，对胃肠黏膜和呼吸道黏膜有强烈的刺激作用。所以，烹饪时要把金针菇煮软煮熟，使秋水仙碱遇热分解。凉拌时，要用沸水焯一下，让它熟透。

经典论述

《中华本草》："补肝，益肠胃，抗癌。主肝病，胃肠道炎症，溃疡，癌症。"

养生食谱

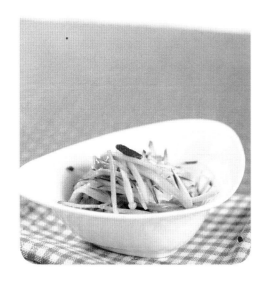

◆ 金针菇炒虾仁

主　料：金针菇 150 克，虾仁 200 克。

辅　料：青豆 50 克，鸡蛋清 1 个。

调　料：葱花、盐、淀粉、黄酒、酱油、味精、植物油各适量。

做　法：

1.虾仁加鸡蛋清、淀粉、黄酒、盐，拌匀；金针菇切段。

2.热锅放油，油热时放入葱花，炒香后放入虾仁，并加适量黄酒煸炒。

3.3 分钟后，加入准备好的金针菇、青豆，放入盐、酱油、味精翻炒至熟即可。

◆ 黄瓜拌金针菇

主　料：金针菇 300 克。

辅　料：黄瓜丝 50 克。

调　料：盐 2 克，鸡粉 1 克，香油 2 毫升，蒜茸 2 克。

做　法：

1.将金针菇清洗干净改刀切成两段焯水。

2.黄瓜洗净切成细丝。

3.把金针菇和黄瓜丝放入容器中加盐、鸡粉、香油、蒜茸拌匀即可。

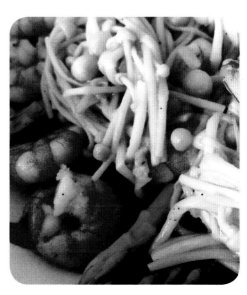

豆腐

清热生津佳品

别　　　名 水豆腐。

性 味 归 经 味甘、咸，性寒；归脾、胃、大肠经。

建议食用量 每日100克。

营养成分

蛋白质、脂肪、碳水化合物、纤维素、烟酸、叶酸、维生素 B_1、卵磷脂植物雌激素、维生素 B_6、铁、镁、钾、铜、钙、锌、磷、硒等。

降三高功效

豆腐中含有丰富的卵磷脂，可有效降低人体胆固醇及抑制体内脂肪发生过氧化现象，大豆蛋白经酶水解后产生的多肽，有降血压的功效。此外，它还富含钙、铁、磷、锌、硒等矿物元素及多种维生素，对三高患者大有益处。

良方妙方

1.动脉硬化，高血压，高脂血症，冠心病：豆浆汁500毫升，粳米50克，砂糖或细盐适量。将豆浆汁、粳米同入砂锅内，煮至粥稠，以表面有粥油为度，加入砂糖或细盐即可食用。每日早晚餐，温热食。

2.自汗：豆腐皮，每食一张，用热黑豆浆送下。

3.痰喘：取豆腐500克，当中挖一窝，内装红糖、白糖各100克，连碗放锅内煮25分钟，一次吃完，每天1次，连服3～4天。

4.肺结核：取豆腐、冰糖、鲜泽泻（连根）各适量，加水煎煮，去渣留液，加冰糖服；或将鲜泽泻茎叶与豆腐同煮食，每日1剂，连服1～2个月，可辅助治疗肺结核。

食用功效

中医认为，豆腐有宽中益气、调和脾胃的作用。除此之外，豆腐还有增加营养、帮助消化、增进食欲的功能，对齿、骨骼的生长发育也颇为有益；豆腐不含胆固醇，是高血压、高血脂、高胆固醇症及动脉硬化、冠心病患者的药膳佳肴，也是病弱者及老年人补充营养的食疗佳品；豆腐含有丰富的植物雌激素，对防治骨质疏松症有良好的功效。

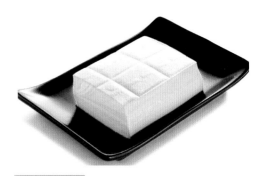

注意事项

痛风患者和血尿酸浓度增高的患者忌食；脾胃虚寒，经常腹泻便溏者忌食。

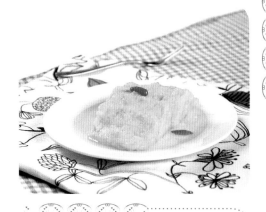

◆ 锅塌豆腐

主　料：北豆腐 450 克。

辅　料：洋葱 3 克，鸡蛋 3 个。

调　料：盐 4 克，鸡粉 3 克，料酒 5 毫升，香油、植物油、葱、姜、水各适量。

做　法：

1. 将豆腐改刀成长方形的片备用；洋葱洗净切碎。

2. 将葱、姜切碎均匀地撒在豆腐上，加盐、料酒腌制 5 分钟。

3. 锅内放植物油将豆腐粘鸡蛋液炸至金黄色捞出。

4. 锅内留底油放入葱、姜、料酒、水、盐、鸡粉调好味，再放入炸好的豆腐煨制入味，慢火汤汁收浓，加入洋葱，勾少许芡淋香油即可。

◆ 杏仁苹果豆腐羹

主　料：豆腐 3 块，杏仁 20 粒，苹果 1 个，冬菇 4 只。

调　料：食盐、植物油、白糖、味精各少许，淀粉适量。

做　法：

1. 将豆腐切成小块，置水中泡一下捞出；冬菇洗净，切碎，和豆腐煮至滚开，加上食盐、植物油、白糖，用淀粉同调成芡汁，制成豆腐羹。

2. 杏仁用温水浸泡，去皮；苹果洗净去皮切成粒，同搅成茸。

3. 豆腐羹冷却后，加上杏仁、苹果糊、味精拌匀，即成杏仁苹果豆腐羹。

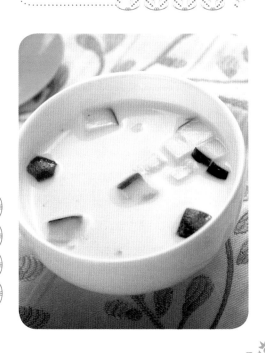

小白菜

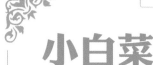

养胃和中防三高

别　　　名 鸡毛菜、油白菜。

性 味 归 经 味甘，性平；归肺、胃、大肠经。

建议食用量 每餐100～200克。

营养成分

蛋白质、脂肪、碳水化合物、叶酸、膳食纤维、维生素A、胡萝卜素、硫胺素、核黄素、烟酸、维生素C、维生素E、钙、磷、钾、钠、碘、镁、铁等。

降三高功效

小白菜的热量很低，糖尿病患者食用后不会引起血糖的大波动，而且其含有丰富的维生素C，有促进胆固醇排泄、清除血管粥样斑块的作用，是防治三高的良蔬。

良方妙方

1.胃溃疡：小白菜250克洗净，切碎，盐腌10分钟，绞汁加糖饮用，每日3次，空腹服。

2.防治三高：将小白菜梗切小块，加葱段、姜片、少许辣椒、极少植物油下锅，速加陈醋炒熟即可。可软化、扩张血管，缓解高血压，抑制血糖值升高。还可辅助治疗感冒，杀伤各种病菌。

3.预防肿瘤：小白菜、黄豆芽各适量，清炒，二者同食，可减少体内乳酸堆积，消除疲劳，起到预防直肠癌等多种消化道恶性肿瘤的作用。

食用功效

中医认为，小白菜味苦微寒，养胃和中、通肠利胃。小白菜是蔬菜中含矿物质和维生素最丰富的蔬菜之一，可煮食或炒食，亦可做成菜汤或者凉拌食用。小白菜所含营养成分与大白菜相近似，但其中钙的含量较高。小白菜性喜冷凉，几乎一年四季都可生产，但从营养角度看，冬春季是小白菜消费的最佳季节。

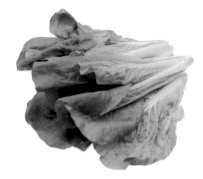

注意事项

脾胃虚寒、大便溏薄者，不宜多食小白菜。

经典论述

1.《名医别录》："主通利肠胃，除胸中烦，解酒渴。"

2.《食疗本草》："治消渴，又消食，亦少下气。"

3.《滇南本草》："主消痰，止咳嗽，利小便，清肺热。"

养生食谱

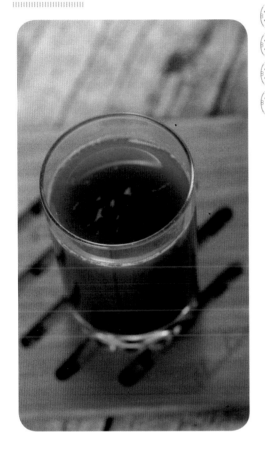

◆ 蘑菇小白菜

主　料：小白菜 300 克，干金顶菇 100 克。

调　料：红、青椒各 20 克，盐 5 克，胡椒粉 3 克，植物油、葱花、姜丝、水淀粉各适量。

做　法：

1. 金顶菇泡发；小白菜洗净切成段；红、青椒切成菱形块。

2. 热锅放油，油至七成热时下葱花、姜丝爆香。

3. 下入小白菜段、金顶菇翻炒均匀，蘑菇将熟时，放盐、胡椒粉及红、青椒块进行调味。

4. 出锅前，用少量水淀粉勾芡即可。

◆ 小白菜汁

主　料：小白菜 500 克。

做　法：

1. 将小白菜择好，洗净，置沸水锅中煮 3 ～ 5 分钟。

2. 放入榨汁机中加纯净水榨汁，过滤后即可饮用。

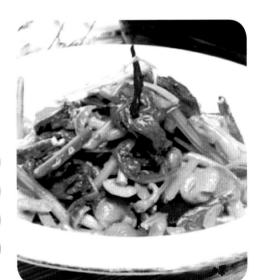

油菜

降脂奇兵

别　　　名 芸苔、寒菜、苔芥、青菜。

性 味 归 经 味甘，性凉；归肝、脾、肺经。

建议食用量 每餐150克。

营养成分

蛋白质、脂肪、碳水化合物、膳食纤维、维生素 A、维生素 B_1、维生素 B_2、维生素 C、烟酸、胡萝卜素、钙、磷、铁等。

降三高功效

油菜为低脂肪蔬菜，且含有膳食纤维，能与胆酸盐和食物中的胆固醇及甘油三酯结合，并从粪便中排出，从而减少脂类的吸收。最适宜血脂高、血压高的人。此外膳食纤维促进肠道蠕动，减少"废物"在肠道停留的时间，有利于缓解便秘，还有降低餐后血糖的效果。

良方妙方

1. 劳伤吐血：油菜全株熬水服。

2. 血痢日夜不止，腹中疼痛，心神烦闷：油菜捣绞取汁共200毫升，蜜100毫升。令温服之。

3. 乳腺炎：用油菜叶捣烂外敷，也可绞汁温服，每次1小杯，每日3～4次。

4. 丹毒：油菜叶不拘多少，捣烂涂患处，每日 2～3 次。

5. 肠出血：油菜根500克，蜂蜜120克，将根煮熟拌蜜食之。

6. 产后恶露不止，血气刺痛：油菜籽炒香，肉桂4.5克，共研细末，用醋煮面粉糊为丸如龙眼粒大，每服 1～2 丸，用酒送下，每日 3 次。

食用功效

中医认为油菜能活血化瘀，用于治疗疖肿、丹毒。油菜中所含的植物激素，能够增加酶的形成，对进入人体内的致癌物质有吸附作用，故有防癌功效。此外，油菜还能增强肝脏的排毒机制，对皮肤疮疖、乳痈有治疗作用。油菜中含有大量的植物纤维素，能促进肠道蠕动，增加粪便的体积，缩短粪便在肠腔停留的时间，从而治疗多种便秘，预防肠道肿瘤。油菜含有大量胡萝卜素和维生素 C，有助于增强人体免疫能力。

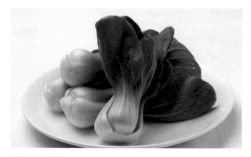

注意事项

食用油菜时要现做现切，并用旺火爆炒，这样既可保持鲜脆，又可使其营养成分不被破坏。

养生食谱

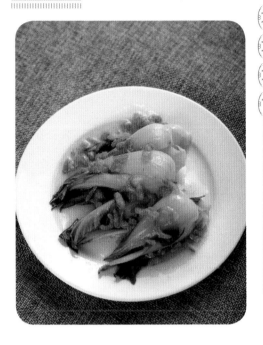

◆ 香菇油菜心

主 料：香菇3个，鲜虾仁3个，油菜心10个。

调 料：植物油、盐、淀粉、蒜末各适量。

做 法：

1.将香菇、虾仁、油菜心洗净焯水。

2.锅置火上，将植物油加热后加蒜末，炒香后倒入主料迅速翻炒，最后勾芡，加盐调味即可。

◆ 海米油菜

主 料：油菜250克，海米30克。

调 料：盐、酱油、醋、葱花、姜末、香油各适量。

做 法：

1.先将油菜择洗干净，直刀切成1.5厘米长段，下开水锅焯熟。捞出控去水分，用盐调拌均匀，装入盘子里。

2.将海米泡开，直刀切成小块，与油菜段拌在一起。最后将酱油、醋、香油、葱花、姜末调成汁，浇在菜里，调拌均匀即可。

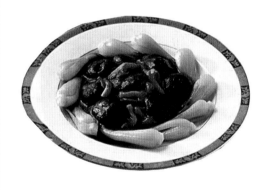

银耳

保护血管，调血糖

别　　　名　白木耳、雪耳、白耳子、银耳子。

性 味 归 经　味甘，性平；归肺、胃、肾经。

建议食用量　干银耳每次约15克。

营养成分

蛋白质、碳水化合物、脂肪、粗纤维、无机盐、银耳多糖、甘露醇、维生素D及少量维生素B类、酸性多糖、硒等。

降三高功效

银耳中含有的银耳多糖，有抗血栓形成的功效，可降血压、降血脂，对正常血压无影响；所含的大量的膳食纤维，可以刺激胃肠蠕动，帮助胆固醇排出体外，有效地延缓血糖上升。

良方妙方

1.高血压，血管硬化：银耳3克，浸水浸泡1夜，于饭锅上蒸1～2小时，加适量冰糖，于睡前服。

2.心悸：银耳9克，太子参15克，冰糖适量，水煎饮用。

3.虚劳咳嗽，痰中带血，阴虚口渴：干银耳6克，糯米100克，冰糖10克，加水煮粥食用。

食用功效

银耳含有维生素D，能防止钙的流失，对生长发育十分有益，并富含酸性多糖和硒等微量元素，可以增强人体抗肿瘤的能力；银耳中的膳食纤维可助胃肠蠕动，减少脂肪吸收，从而达到减肥的效果；银耳能提高肝脏解毒能力，起保肝作用，对老年慢性支气管炎、肺源性心脏病也有一定疗效，还能增强肿瘤患者对放疗、化疗的耐受力。

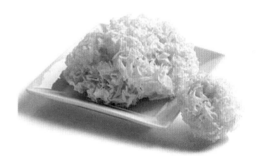

注意事项

风寒咳嗽，湿热生痰和外感口干者忌用。

经典论述

1.《本草问答》："治口干肺痿，痰郁咳逆。"

2.《增订伪药条辨》："治肺热肺燥，干咳痰嗽，衄血，咯血，痰中带血。"

3.《饮片新参》："清补肺阴，滋液，治劳咳。"

养生食谱

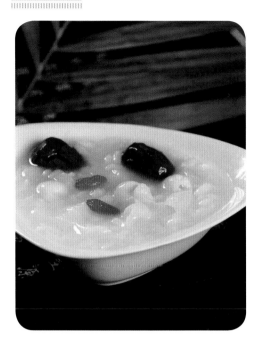

◆ 鲜橙红枣银耳汤

主　料：橙子 200 克，红枣 50 克，银耳 100 克，枸杞子 5 克，马蹄 20 克。

调　料：冰糖 20 克。

做　法：

1.鲜橙切成小粒，马蹄洗净去皮切成小粒备用。

2.银耳泡软焯水。

3.锅置火上，加清水、红枣、枸杞子、马蹄粒、冰糖熬制 20 分钟，银耳软烂即可装入碗中，鲜橙粒撒在银耳上即可。

◆ 莲子银耳粥

主　料：粳米 100 克。

辅　料：莲子 20 克，干银耳 50 克，大枣 10 克。

调　料：冰糖 30 克。

做　法：

1.莲子用冷水泡透去心。

2.银耳泡开去蒂剪成小片，粳米洗净，大枣洗净。

3.把水烧开加入粳米、大枣、莲子同煮 10 分钟，放入银耳再煮成粥，最后放入冰糖即可。

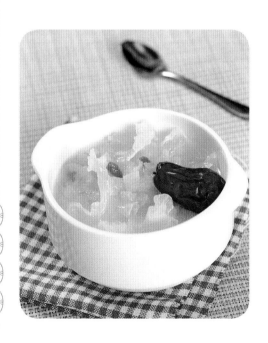

第二节　降三高的粮油豆类

玉米

补钙抗衰皆有效

别　　　名　棒子、苞米、苞谷。

性味归经　味甘，性平；归脾、胃、肾经。

建议食用量　每餐80~100克。

营养成分

蛋白质、脂肪、淀粉、维生素 B_1、维生素 B_2、维生素 B_6、维生素 A、维生素 E、胡萝卜素、纤维素、卵磷脂、磷、硒、钙、镁、铁等。

降三高功效

玉米含有丰富的钙、磷、硒和卵磷脂、维生素 E 等，均具有降低胆固醇的作用。玉米含有的不饱和脂肪酸中，亚油酸的比例高达60%以上。它和玉米胚芽中的维生素 E 协同作用，可降低血液胆固醇浓度并防止其沉积于血管壁，对冠心病、动脉粥样硬化、糖尿病、高脂血症及高血压等都有一定的预防和治疗作用。

良方妙方

1.糖尿病：玉米须50~100克，水煎，分2次1日服完。连服见效。

2.高血压：玉米须15~25克，加冰糖适量，煎水代茶常饮；或干玉米须60克，煮水喝，每日3次。

食用功效

玉米被称为黄金食品，含有大量的钙质，可有效预防更年期骨质疏松。玉米中的谷氨酸还可以刺激大脑细胞，增强人体的脑力和记忆力。玉米胚尖所含的营养物质可增强人体新陈代谢，调节神经系统功能，能起到使皮肤细嫩光滑，抑制、延缓皱纹产生的作用。

玉米还是一种减肥食物。因为玉米是一种粗纤维食物，等量的玉米和米饭相比所含的热量相差无几，但是玉米可以帮助肠道蠕动，进而促进消化和吸收，减少体内脂肪的堆积，对减肥有辅助作用。

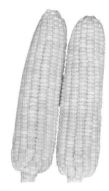

注意事项

脾胃虚弱者，食后易腹泻。

养生食谱

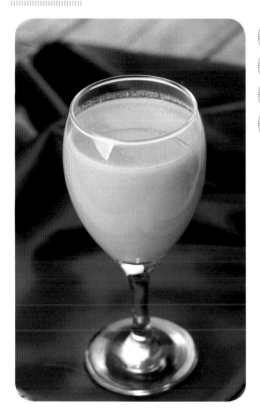

◆ 小白菜玉米粥

主　料：小白菜、玉米面各 50 克。

做　法：

1.小白菜洗净。入沸水中焯烫，捞出，切成末。

2.用温水将玉米面搅拌成浆，加入小白菜末，拌匀。

3.锅置火上，加水煮沸，下入小白菜末、玉米浆，大火煮沸即可。

◆ 玉米汁

主　料：鲜玉米 1 个。

做　法：

1.玉米煮熟，放凉后把玉米粒放入器皿里。

2.按 1:1 的比例，把玉米粒和白开水放入榨汁机里榨汁即可。

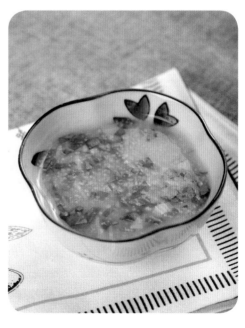

绿豆

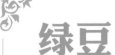

清热解毒降三高

别　　　名	青小豆、植豆。
性味归经	味甘，性凉；归心、胃经。
建议食用量	每餐40～80克。

营养成分

蛋白质、脂肪、碳水化合物、维生素 B_1、维生素 B_2、胡萝卜素、球蛋白、氨基酸、菸碱酸、叶酸、钾、钙、磷、铁等。

降三高功效

绿豆中的多糖成分能增强血清脂蛋白酶的活性，使脂蛋白中三酰甘油水解，达到降血脂的疗效，可以防治冠心病、心绞痛；绿豆是典型的高钾低钠食品，可以软化血管，从而降低血压，维持血压稳定，并且有降低血糖、生津止渴、消肿利尿等作用，适合糖尿病并发肾病的患者食用。

良方妙方

1.高血压，动脉硬化症，冠心病，慢性肾炎：绿豆100克，甘草5克，大枣15枚。将甘草、大枣放到温热水中浸泡，大枣去核；将绿豆淘净，放锅里，加水煮烂，放入甘草、大枣，用小火煮半小时。每日早晨、晚上分食。

2.糖尿病：鲜芹菜、青萝卜各500克，冬瓜1000克，绿豆120克，梨2个。先将芹菜和冬瓜略加水煮，用白纱布包住取汁，同绿豆、梨、青萝卜共煮熟服。

食用功效

绿豆营养丰富，药用价值也很高，其所含的蛋白质、磷脂均有兴奋神经、增进食欲的功效，为人体许多重要脏器增加营养；绿豆对葡萄球菌以及某些病毒有抑制作用，能清热解毒；绿豆可提取出植物性SOD，对清除体内氧自由基，延缓衰老有良效；绿豆所含胰蛋白酶抑制剂、球蛋白、氨基酸、多糖等，可减少蛋白分解，保护肝脏，增强抵抗力，蛋白分解少，血中氧质减少，从而保护肾脏。

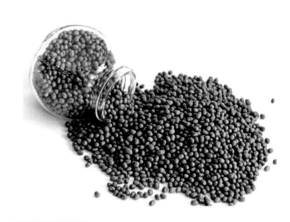

注意事项

脾胃虚寒滑泄者忌之。

养生食谱

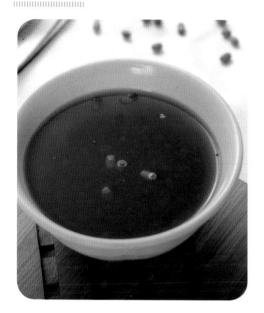

◆ 海带绿豆粥

主　料：大米 100 克，绿豆、水发海带各 50 克。

调　料：盐适量，芹菜末少许。

做　法：

1.大米洗净沥干，绿豆洗净泡水 2 小时。

2.锅中加水煮开，放入大米、绿豆、海带略搅拌，待再煮滚时改中小火熬煮 40 分钟，加入盐拌匀，撒上芹菜末即可食用。

◆ 绿豆汤

主　料：绿豆 100 克。

调　料：冰糖适量。

做　法：

1.将绿豆洗净备用。

2.锅放清水烧开，然后放入绿豆，用大火烧煮，煮至汤水将收干时，添加滚开水，再煮 15 分钟，至绿豆开花酥烂。

3.加入冰糖，再煮 5 分钟，过滤取汤即可。

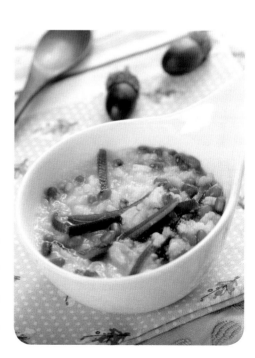

红豆

补血养颜降血脂

别　　　　名	赤小豆、红小豆。
性味归经	味甘、酸，性平；归心、小肠、肾、膀胱经。
建议食用量	每餐约30克。

营养成分

蛋白质、碳水化合物、粗纤维、三萜皂苷、灰分、硫胺素、核黄素、烟酸、钙、磷、铁等。

降三高功效

红豆粗纤维物质含量丰富，临床上有降血脂、降血压、改善心脏活动功能等功效；富含铁质，促进造血，可改善缺铁性贫血，让人面色红润。

良方妙方

1.高脂血症：鲫鱼1条（重约200克），红豆60克，紫皮大蒜1头，葱白1段。将鲫鱼去鳞及内脏，加葱、姜、料酒同赤小豆、大蒜一起文火炖熟，食鱼喝汤。

2.水肿：赤小豆120克，水煎当茶饮；或以赤小豆研细末，每次9克，日以温开水冲服3次。或赤小豆与鲤鱼、鲫鱼、母鸡等煮食。

3.腮腺炎：赤小豆1撮，捣为细面，水调糊状，敷腮部。

4.丹毒：赤小豆捣为细末，与鸡蛋清调和均匀，涂敷患处，效佳。

食用功效

红豆具有止泻、消肿、滋补强壮、健脾养胃、利尿、抗菌消炎、解除毒素等功效。红豆还能增进食欲，促进胃肠消化吸收。用红豆与红枣、桂圆一起煮可用来补血。此外，红豆可治疗肾脏病、心脏病所导致的水肿。

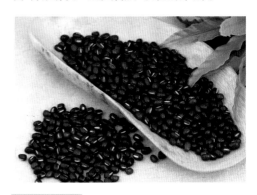

注意事项

红豆不可久食，久食令人黑瘦。阴虚而无湿热者及小便清长者忌食。

经典论述

1.《滇南本草》："补中理气，滋肾益神。蒸服，可治诸虚百损。"

2.《食疗本草》："和鲤鱼烂煮食之，甚治脚气及大腹水肿；散气，去关节烦热，令人心孔开，止小便数；绿赤者，并可食。暴利后气满不能食，煮一顿服之。"

3.《名医别录》："主寒热，热中，消渴，止泄，利小便，吐逆，卒澼，下胀满。"

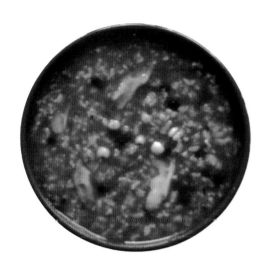

◆ 红豆粥

主　料：红豆30克，粳米50克。

做　法：将红豆、粳米洗净，入锅，加清水煮至米烂成粥即可。

◆ 薏苡仁苦瓜红豆粥

主　料：薏苡仁、红豆各50克，苦瓜30克，粳米100克。

做　法：

1.将薏苡仁、红豆先用温水泡30分钟洗净备用，苦瓜洗净去瓤切片备用。

2.锅置火上，加水适量，放入粳米、红豆和薏苡仁，同煮八成熟放入苦瓜煮熟成粥即可。

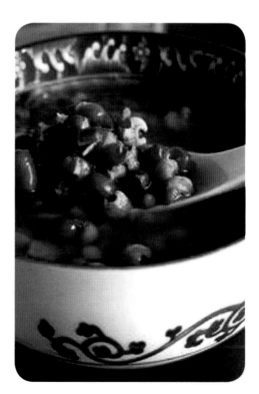

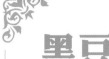

黑豆

软化血管降血糖

别　　　名　黑黄豆、乌豆。

性味归经　味甘，性平；归脾、肾经。

建议食用量　每餐约30克。

营养成分

蛋白质、维生素、皂苷、氨基酸、黑豆色素、黑豆多糖、大豆、异黄酮、亚油酸、卵磷脂、亚麻酸、植物固醇、钙、镁、铁等。

降三高功效

黑豆中含有亚油酸、卵磷脂、亚麻酸、植物固醇以及钙、镁等营养物质，能有效降低胆固醇和血压。常食黑豆，能软化血管、滋润皮肤、延缓衰老，特别是对三高患者有益。

良方妙方

1.高血压：将黑豆洗净装于罐内，倒入米醋浸没黑豆。放置阴凉处或冰箱冷藏保存10～20天后即可食用。如豆将醋吸干，可再加醋。每次吃10粒黑豆，每日3次，饭后嚼碎咽下。

2.眩晕：黑豆、浮小麦各30克，水煎服。

3.慢性肾炎：黑豆100克，瘦猪肉500克共炖汤适当调味服食。分2次服，每日1剂。

食用功效

黑豆中蛋白质含量高达36%～40%，含有18种氨基酸；黑豆还含有不饱和脂肪酸，其不饱和脂肪酸含量达80%，吸收率高达95%以上，除能满足人体对脂肪的需要外，还有降低血中胆固醇的作用；黑豆所含的皂苷、黑豆多糖、蛋白质、铁等，能增强人体的免疫力、清除氧自由基、改善贫血，可减轻体虚严重所致的颈肩腰腿痛。其所含的大豆异黄酮能延缓衰老、减少骨骼中钙质的流失，且含钙量丰富，能强健骨骼，减轻腰膝酸软等症。

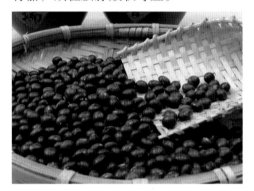

注意事项

肠胃功能不良者不要多吃。

经典论述

1.《本草纲目》："黑豆入肾功多，故能治水、消胀、下气、制风热而活血解毒。"

2.《本草拾遗》："炒令黑，烟未断，及热投酒中，主风痹、瘫痪、口噤、产后诸风。"

养生食谱

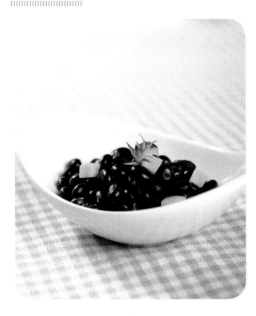

◆ 黑豆炖鲫鱼

主　料：鲫鱼1条。

辅　料：黑豆50克，葱、姜各10克，高汤适量。

调　料：盐5克，鸡粉6克，胡椒粉3克。

做　法：

1.鲫鱼宰杀好备用，黑豆放水涨发好备用。

2.锅置火上，放入高汤、鲫鱼、黑豆、葱、姜、盐、鸡粉、胡椒粉，小火熬20分钟鲫鱼软烂汤汁浓白后即可。

◆ 双色黑豆

主　料：黑豆200克。

辅　料：胡萝卜6克，黄瓜10克。

调　料：盐、味精各2克，香油1毫升。

做　法：

1.将胡萝卜、黄瓜洗净切丁焯水备用。

2.将黑豆泡凉水4个小时，充分涨发后用水煮熟。

3.黑豆加入黄瓜丁、胡萝卜丁、盐、味精、香油拌匀即可。

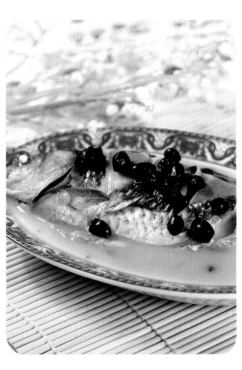

黄豆

健脾补气血

别　　　名　黄大豆、豉豆。

性味归经　味甘，性平；归脾、大肠经。

建议食用量　每日约40克。

营养成分

蛋白质、优质脂肪、膳食纤维、氨基酸、维生素E、卵磷脂、皂苷素、大豆异黄酮、亚麻酸、亚油酸、磷、钙、铁、锌等。

降三高功效

黄豆含有一种异黄酮，能降低血压和胆固醇，其所含不饱和脂肪酸能减少人体动脉壁上的胆固醇沉积。大量的可溶性膳食纤维，不仅有润肠通便的功效，还可增强胰岛素的敏感度，从而有效地调节血糖。

良方妙方

1.高血压：煮熟的黄豆浸于食醋中，2～3日后食之，每次10～15粒，每日3次，坚持服食，有降压作用。或适量的毛豆，连荚煮水当茶饮，可以使血管软化。

2.习惯性便秘：每日以黄豆皮20克，水煎，分3次服。

3.预防感冒：黄豆1把，干香菜5克（或葱白3根），白萝卜3片，水煎温服。

4.手足肿痛：黄豆30克，白矾6克，花椒9克，水煎，趁热先熏后洗，每日1次。

5.胃炎、胃溃疡及消化不良：黄豆500克，猪苦胆1个。洗净后混合浸泡2～3天，炒熟粉碎。每次2～3克冲服，每日3次。

食用功效

黄豆蛋白质中所含必需氨基酸比较齐全，尤其富含赖氨酸，正好补充谷类赖氨酸不足的缺陷，而黄豆中缺乏的蛋氨酸，又可从谷类得到补充，因此谷豆混食是科学的食用方法。黄豆脂肪中的亚麻酸及亚油酸，有降低胆固醇的作用；卵磷脂含量也较多，对神经系统的发育有好处。

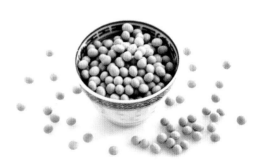

注意事项

多食塞气、生痰、动嗽，令人身重，发面黄疮疥。

养生食谱

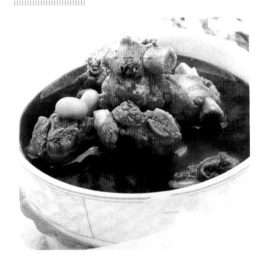

◆ 蜜枣黄豆牛奶

主　料：黄豆粉 20 克，干蜜枣 15 克，鲜奶 240 毫升，蚕豆 50 克。

调　料：冰糖 20 克。

做　法：

1.将干蜜枣用温水泡软、洗净备用。

2.蚕豆用开水煮熟剥掉外皮，切成小丁备用。

3.将黄豆粉、干蜜枣、鲜牛奶、煮熟的蚕豆放入果汁机内搅 2 分钟，倒入杯中加入冰糖即可饮用。

◆ 黄豆排骨汤

主　料：黄豆 150 克，排骨 600 克。

调　料：大头菜、生姜各 1 片，盐少许。

做　法：

1.黄豆放入锅内略炒，不加油，洗干净，淋干水。

2.大头菜切一片，浸透，去咸味，洗干净。生姜洗干净，去皮，切 1 片。

3.排骨洗干净，斩段，放入沸水中煮 5 分钟。

4.瓦煲内加入清水猛火煲至水沸后放入用料，至水再沸起，改用中火继续煲至黄豆熟透，以少许盐调味即可。

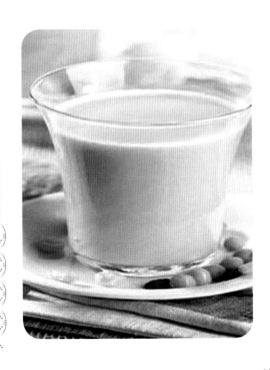

小米

滋阴补血健脾胃

别　　　名　粟米、谷子、秫子。

性 味 归 经　味甘，性微寒；归胃经。

建议食用量　每餐50～80克。

营养成分

蛋白质、脂肪、碳水化合物、胡萝卜素、维生素 B_1、维生素 A、维生素 D、维生素 C、维生素 B_{12}、钙等。

降三高功效

小米中含有多种维生素和矿物质，能抑制血管收缩，有效降压，防治动脉硬化，同时，还可健脾益气、补虚、降脂降糖。

良方妙方

1.脾胃虚弱，食不消化，呕逆反胃：粟米半升，捣如粉，水和丸如梧桐子，煮令熟，点少盐，空腹和汁吞下。

2.胃热消渴：粟米煮饭。

3.失眠：用莲子、龙眼、百合配小米熬粥，有助睡眠。

4.反胃：小米磨成粉，做成梧桐子大小，每次煮熟后服6～10克，加少量盐吞服。

5.腹痛：锅巴烧焦研末，用温水送服5克，每日服3次。

6.泄泻：小米50～100克，淮山药15～20克，大枣5～10枚。共煮粥服食。

食用功效

中医认为小米"和胃温中"，有清热解渴、健胃除湿、和胃安眠等功效，内热者及脾胃虚弱者更适合食用。有的人胃口不好，吃了小米后开胃又养胃。

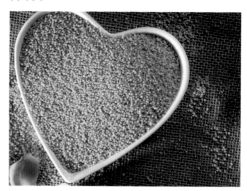

注意事项

气滞者忌用；素体虚寒、小便清长者少食。

经典论述

1.《本草纲目》："粟米味咸淡，气寒下渗，肾之谷也，肾病宜食之。虚热消渴泻痢，皆肾病也，渗利小便，所以泄肾邪也。降冒火，故脾胃之病宜食之。"

2.《本草衍义补遗》："粟，陈者难化。所谓补肾者，以其味咸之故也。"

3.《随息居饮食谱》："粟米功用与籼米略同，而性较凉，患者食之为宜。"

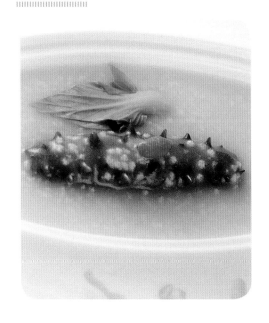

◆ 小米栗子红薯粥

主　料：小米 100 克。

辅　料：栗子 30 克，红薯 50 克。

做　法：

1.栗子去皮，红薯去皮切小块。

2.小米淘洗干净。

3.锅中加水烧开加入小米、栗子、红薯同煮 20 分钟即可。

◆ 小米炖辽参

主　料：辽参 1 条，小米 25 克。

辅　料：清汤 1000 毫升，浓汤 850 毫升，料酒 20 毫升。

做　法：

1.将发好的辽参，用加了料酒的水氽两遍，然后用清汤煨制入味，待用。

2.小米放在浓汤中炖成粥状，待用。

3.将炖好的辽参放入小米浓汤粥中，上火再蒸 10 分钟即可。

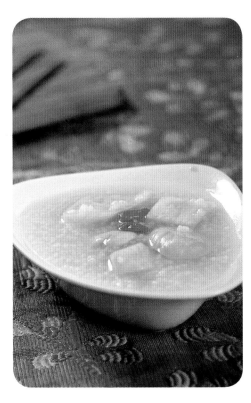

黑米

补肾强体降三高

别　　　名	乌米。	
性味归经	味甘，性平；归脾、胃经。	
建议食用量	每餐约50克。	

营养成分

蛋白质、碳水化合物、膳食纤维、B族维生素、维生素E、花青素、钙、锰、磷、钾、镁、铁、锌等。

降三高功效

黑米中的钾、镁等矿物质有利于控制血压，降低患心脑血管疾病的风险，所含的黄酮类活性物质，能预防动脉硬化，其丰富的膳食纤维，可促进体内脂肪代谢，预防餐后血糖急剧上升，有效降脂降糖，改善三高患者的病情。

良方妙方

1.须发早白、头昏目眩及贫血：黑米50克，黑豆20克，黑芝麻15克，核桃仁15克，共同熬粥加红糖调味食之。

2.气血亏虚：牛奶250毫升，黑米100克，白糖适量。淘洗干净，加入适量水，放入锅中浸泡2～3小时，然后中火煮成粥，快熟时，加入牛奶、白糖煮熟。每日2次，早晚空腹温热服食。

食用功效

黑米所含锰、锌、镁等矿物质和B族维生素比大米多，更含有大米所缺乏的花青素等成分，因而黑米比普通大米更具营养。多食黑米具有开胃益中、健脾暖肝、明目活血、滑涩补精之功效，对于少年白发、妇女产后虚弱、病后体虚以及贫血、肾虚均有很好的补养作用。

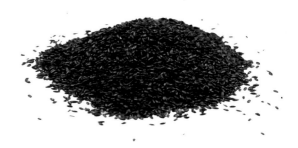

注意事项

黑米的外部有一坚韧的种皮包裹，不易煮烂，故黑米应先浸泡一夜后，用泡米的水再煮。黑米粥若不煮烂，不仅大多数营养素不能溶出，而且吃多了易引起消化不良，对消化功能较弱的儿童和老弱病者更是如此。因此，胃肠不好的人不要吃未煮烂的黑米。

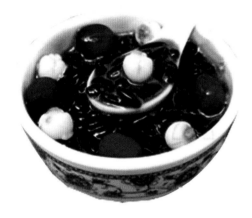

◆ 黑米红枣粥

主　料：黑米100克，红枣（去核）30克，枸杞子5克。

调　料：白糖适量。

做　法：

1.黑米淘洗净；红枣、枸杞子分别洗净，泡软。

2.高压锅中加入清水适量，放入黑米、红枣、枸杞子，以大火煮约20分钟离火；将高压锅降压后，开盖，再上火，煮沸。

3.加入白糖煮至糖化开后即可。

◆ 黑米莲子粥

主　料：黑米100克，莲子20克，大枣适量。

调　料：冰糖适量。

做　法：将黑米和莲子、大枣泡上3～4小时，然后一起放入锅中煮成粥。煮粥的时候先大火煮开，再小火慢慢熬熟，之后加入冰糖调味即可食用。

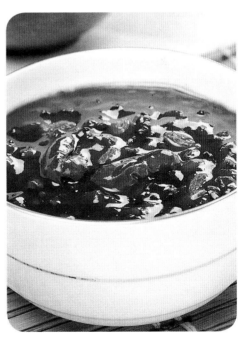

薏米

清热祛湿又养颜

别　　　名　薏苡仁、薏仁、苡仁。

性 味 归 经　味甘、淡，性凉；归脾、胃、肺经。

建议食用量　每次50～100克。

营养成分

蛋白质、脂肪、碳水化合物、矿物质、膳食纤维、维生素 B_2、维生素 E、多种氨基酸、薏苡仁醇、薏苡素、薏苡酯、三萜化合物、硒等。

降三高功效

薏米含丰富的水溶性纤维素，可以降低人体胆固醇以及三酰甘油的含量，有效预防高血压、高血脂的功效，富含的维生素 B_2、薏米酯、谷固醇、氨基酸具有降低血糖的作用，含有的膳食纤维，可促进排便，从而延缓餐后血糖上升。

良方妙方

1. 消渴饮水：薏米煮粥食之。

2. 老年性肥胖症：薏米 18 克，赤小豆 15 克，粳米 60 克。先将赤小豆、薏苡仁冷水浸泡半日后同粳米煮粥。每日 1 剂，分早、晚两次服食，10 日为 1 个疗程。

3. 腹泻：薏米、大麦芽各 12 克。两味炒焦后水煎取汁。此为一日量，分早、晚两次服用。本方消食止泻，适用于消化不良之腹泻。

食用功效

薏米对于久病体虚者、老人、产妇、儿童都是比较好的药用食物，可经常食用。薏米不论用于滋补还是用于治病，作用都较为缓和，微寒而不伤胃，益脾而不滋腻，作用胜于其他谷类。在盛夏多吃薏米可以及时补充高温下的体力消耗，起到增强免疫力的作用。

薏米有利水消肿、健脾去湿、舒筋除痹、清热排脓等功效，同时又是一种美容食品，常食可以保持人体皮肤光泽细腻，对消除和防治粉刺、雀斑、老年斑、妊娠斑、蝴蝶斑、脱屑、痤疮、皲裂、皮肤粗糙等都有良好效果。

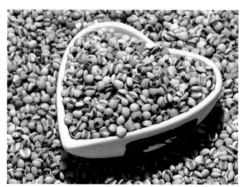

注意事项

便秘，尿多者及孕早期的妇女应忌食。

经典论述

《本草纲目》："健脾益胃，补肺清热，祛风胜湿。"

养生食谱

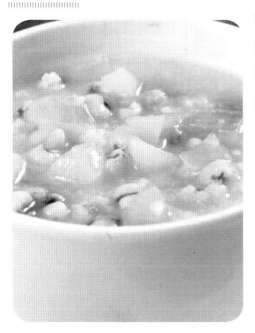

◆ 薏米茶

主　料：薏仁6克，洞庭碧螺春5克，枸杞子3克。

调　料：蜂蜜适量。

做　法：

1.将薏仁、洞庭碧螺春、枸杞子放入锅中用水煎煮。

2.用茶漏滤取药汁，温热时放入蜂蜜即可饮用。

3.每日1剂，分2次温服。

◆ 薏米山药粥

主　料：薏米80克，山药150克。

辅　料：小枣20克，冰糖适量。

做　法：

1.薏米洗净，小枣洗净。

2.山药去皮切小滚刀块。

3.先将薏米倒入锅中加水烧开，转小火30分钟加入山药、小枣，用小火慢熬等食物煮烂加入冰糖即可。

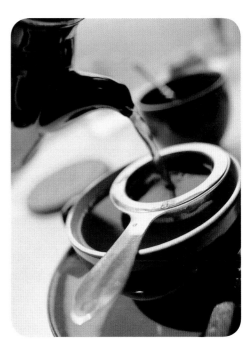

燕麦

降低血胆固醇水平

别　　　名　莜麦、油麦、玉麦。

性味归经　味甘，性平；归肝、脾、胃经。

建议食用量　每餐20～40克。

营养成分

粗蛋白质、水溶性膳食纤维、脂肪、B族维生素、皂苷素、亚油酸、叶酸、泛酸、维生素E、磷、铁、钙、锌、锰等。

降三高功效

燕麦含极丰富的亚油酸和丰富的皂苷素，可降低血液中的胆固醇，降低血压，预防动脉粥样硬化，其含有的丰富水溶性膳食纤维，可以增加胰岛素的敏感性，从而有效平缓餐后血糖上升。

黄金搭配

燕麦＋小米

可降血压、降血糖。

燕麦＋黑米

可降胆固醇、延缓衰老。

燕麦＋南瓜

可降低血糖。

燕麦＋绿豆

控制血糖含量。

燕麦＋香蕉

提高血清素含量，改善睡眠。

食用功效

燕麦中的亚油酸占全部不饱和脂肪酸的35%～52%，燕麦的维生素E含量也很丰富，燕麦中的苷素可降低血浆胆固醇的浓度。燕麦有明显的降低血浆总胆固醇、三酰甘油及β脂蛋白的作用，并且能升高血浆高密度脂蛋白，不论对原发性还是继发性高血脂，都有较好的食疗效果。燕麦是一种高纤维食物，可增加胃肠蠕动，使脂肪和氮排泄增加，从而降低人体内胆固醇含量，防止动脉粥样硬化的形成。燕麦可通便导滞，对于习惯性便秘患者有很好的帮助。此外，燕麦中含有的钙、磷、铁、锌、锰等矿物质也有预防骨质疏松、促进伤口愈合、防止贫血的功效。

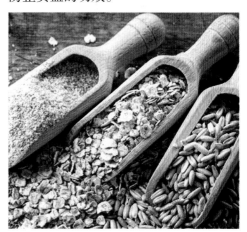

注意事项

肠道敏感的人不宜吃太多，以免引起胀气、胃痛或腹泻等情况。

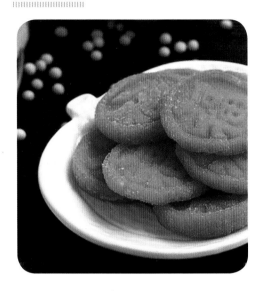

◆ 燕麦鸡球

主　　料：鸡腿肉 300 克。

辅　　料：燕麦片 30 克。

调　　料：卡夫奇妙酱 45 克，炼乳 5 克，盐 2 克，白醋 2 毫升，料酒、洋葱、淀粉、植物油各适量。

做　　法：

1. 将鸡腿肉改刀成 3 厘米丁，加盐、料酒、洋葱腌制 20 分钟。

2. 将腌制好的鸡肉粘淀粉炸至金黄色。

3. 将炸好的鸡球粘上调好的卡夫奇妙酱裹上燕麦片即可。

◆ 香酥燕麦南瓜饼

主　　料：南瓜、糯米粉各 250 克，燕麦粉 100 克。

辅　　料：奶粉、豆沙馅各适量。

调　　料：白砂糖、食用油各适量。

做　　法：

1. 南瓜去皮切片，上笼蒸酥，加糯米粉、燕麦粉、奶粉、白砂糖搅拌均匀，将其揉成南瓜饼坯。

2. 将豆沙搓成圆的馅心，取南瓜饼坯搓包上馅并且压制呈圆饼状。

3. 锅中加油，待油温升至 120℃时，把南瓜饼放入油炸至膨胀即可。

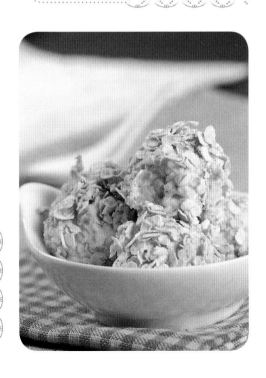

荞麦

扩张血管降三高

别 名	乌麦、三角麦、荞子。
性味归经	味甘，性凉；归脾、胃、大肠经。
建议食用量	每餐50~100克。

营养成分

蛋白质、赖氨酸、淀粉、B族维生素、维生素E、赖氨酸、氨基酸、脂肪酸、亚油酸、黄铜化合物、烟酸、芦丁、镁、铬、磷、铁、锰、锌、钙等。

降三高功效

荞麦中含有大量镁、黄酮化合物、烟酸，能降低毛细血管的通透性及脆性，有助于扩张血管；含有丰富的维生素，可降低血脂和胆固醇，是治疗高血压和心血管病的重要补助食品。

良方妙方

1.偏头痛：荞麦、蔓荆子等份研末，以烧酒调敷患部。

2.淋症：炒荞麦面，白糖各等份，水浸，空腹服，每次30~60克。

3.腹泻：荞麦面作饭食之，连用三四天可愈。

4.崩漏：荞麦根叶30克，切碎水煎服。

食用功效

荞麦不仅营养丰富，还具有很高的药用和保健价值。荞麦丰富的蛋白质中含有十几种天然氨基酸，有丰富的赖氨酸成分，铁、锰、锌等矿物质也比一般谷物含量高。荞麦含有营养价值高、平衡性良好的植物蛋白质，这种蛋白质在体内不易转化成脂肪，所以不易导致肥胖。另外荞麦中所含的食物纤维是人们常吃主食面和米的八倍之多，具有良好的预防便秘作用，经常食用对预防大肠癌和肥胖症有益。

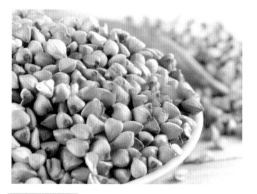

注意事项

荞麦一次不可食用过多，否则易造成消化不良。

经典论述

1.《本草纲目》："降气宽肠，磨积滞，消热肿风痛，除白浊白带，脾积泄泻。"

2.《安徽药材》："治淋病。"

3.《中国药植图鉴》："可收敛冷汗。"

养生食谱

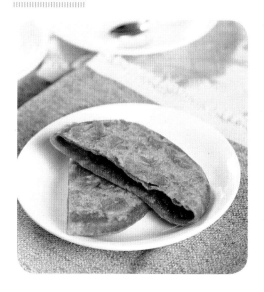

◆ 荞麦粥

主　料：荞麦 200 克。

辅　料：鸡腿肉片、土豆、胡萝卜、扁豆各适量。

调　料：高汤适量，低盐酱油 10 毫升，盐 2 克。

做　法：

1.锅中加入适量清水，放入荞麦煮 20 分钟，捞出沥水。

2.加入调料高汤、低盐酱油、盐煮开后放入荞麦米、鸡腿肉片和土豆、胡萝卜、扁豆一起煮 20 分钟，至所有材料变软即可。

◆ 豆沙荞麦饼

主　料：全麦面粉、红豆各 100 克，荞麦面 150 克。

辅　料：面粉 100 克，亚沙 200 克，矿泉水 200 毫升。

调　料：白糖 60 克，泡打粉 5 克，酵母 5 克。

做　法：

1.全麦面粉、荞麦面、面粉加泡打粉、酵母加矿泉水和成面团。

2.红豆加少许水蒸熟，加白糖炒成豆沙。

3.面团下剂包入豆沙擀成饼状烙熟，两面呈金黄色即可。

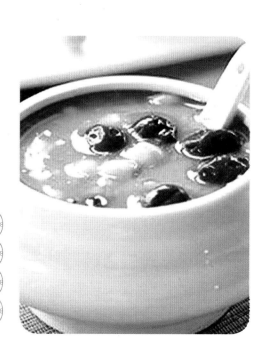

第三节 降三高的水果干果

草莓

营养血管防硬化

别　　　名	大草莓、红莓、地莓。
性味归经	味甘、酸，性凉；归肺、脾经。
建议食用量	每次10个。

营养成分

维生素 C、维生素 A、维生素 E、维生素 B_1、维生素 B_2、胡萝卜素、鞣酸、天冬氨酸、草莓胺、果胶、纤维素、叶酸、铜、铁、钙、单宁、花青素等。

降三高功效

草莓中含有丰富的花青素，花青素能增强血管弹性，改善循环系统功能，从而降低血压。草莓中还含有丰富的维生素和矿物质，有辅助降低血糖的作用，而且草莓含热量较低，可防治餐后血糖迅速上升，且不会增加胰腺的负担。

良方妙方

1.高血压：新鲜草莓洗净生吃，每次50克，每日3次。或草莓用白酒渍起来，饮用其汁液。

2.食欲不振，脘腹胀满：鲜草莓10个，洗净，于餐前生食，或鲜草莓250克，洗净，绞汁，分2次饮。

食用功效

草莓对胃肠道和贫血均有一定的滋补调理作用，除可以预防维生素 C 缺乏病外，对防治动脉硬化、冠心病也有较好的疗效；草莓是单宁含量丰富的植物，在体内可吸附和阻止致癌化学物质的吸收，具有防癌作用；草莓中含有天冬氨酸，可以自然平和地清除体内的重金属离子。

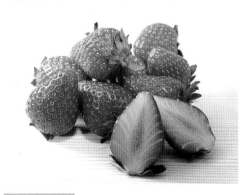

注意事项

食用未洗净的草莓，可能引起恶心、呕吐、腹泻等症状。因此，洗草莓时，应将草莓放在流动的水下冲洗，而且洗前不要摘除果蒂，否则不但味道变差，也会导致维生素 C 流失。洗后的草莓可先用盐水浸泡约5分钟，以使细菌等微生物受到抑制。

养生食谱

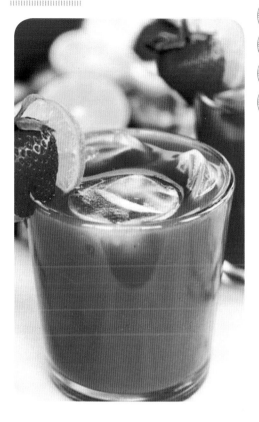

◆ 草莓绿豆糯米粥

主　料：糯米 250 克，绿豆 100 克，草莓 250 克。

调　料：白糖适量。

做　法：

1.将绿豆挑去杂质，淘洗干净，用清水浸泡 4 小时，草莓择洗干净。

2.糯米淘洗干净，与泡好的绿豆一并放入锅内，加入适量清水，用旺火烧沸后，转微火煮至米粒开花、绿豆酥烂，加入草莓、白糖搅匀，稍煮一会儿即成。

◆ 草莓柠檬汁

主　料：草莓 10 个，柠檬半个。

做　法：

1.草莓先在淡盐水中浸泡 10 分钟，再用清水洗净，去蒂切成小块；柠檬洗净，切成小块。

2.将草莓和柠檬放进榨汁机中，倒入少量凉开水，榨汁即可。

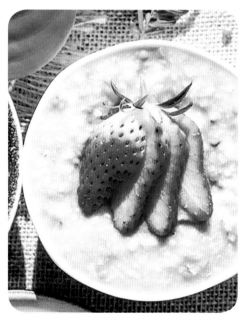

苹果

软化血管调血糖

别　　　名　滔婆、柰、柰子。

性味归经　味甘、酸，性平；归
脾、肺经。

建议食用量　每日1～2个。

营养成分

糖类、蛋白质、脂肪、粗纤维、胶质、苹果酸、胡萝卜素、维生素 B_1、维生素 B_2、维生素 C、烟酸、山梨醇、香橙素、黄酮类化合物、钾、镁、硫、钙、碘、铜、锰、铁、铬、锌等。

降三高功效

苹果里含比较多的苹果酸，可以降低胆固醇，软化血管，具有抗动脉硬化的功效；所含丰富的钾能促进体内钠盐的排出，具有降压作用；含有丰富的铬，能提高糖尿病患者对胰岛素的敏感性，苹果酸可以稳定血糖，预防老年性糖尿病。

良方妙方

高血压：取苹果 30 克，鲜山楂 30 克，鲜芹菜根 3 个洗干净切碎，共放进碗里，加冰糖少量，水适量，隔水清蒸，汤渣同服，隔日 1 回，3 个月为 1 个疗程，治高血压有良好效果。

食用功效

在空气污染的环境中，多吃苹果可改善呼吸系统和肺功能，保护肺部免受污染和烟尘的影响；苹果中含的多酚及黄酮类天然化学抗氧化物质，可以减少患癌的危险；苹果中富含粗纤维，可促进肠胃蠕动，协助人体顺利排出废物，减少有害物质对皮肤的危害；苹果中含有大量的镁、硫、铁、铜、碘、锰、锌等矿物质，可使皮肤细腻、润滑、红润有光泽。

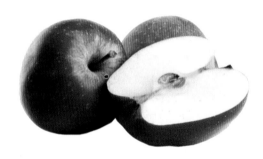

注意事项

脾胃虚寒、腹痛腹泻者不宜多吃。

经典论述

1.《滇南本草图说》："治脾虚火盛，补中益气。同酒食治筋骨疼痛。搽疮红晕可散。"

2.《医林纂要》："止渴，除烦，解暑，去瘀。"

3.《随息居饮食谱》："润肺悦心，生津开胃，醒酒。"

养生食谱

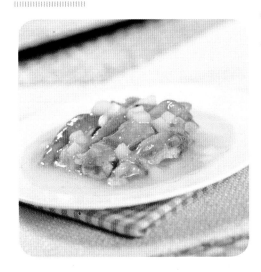

◆ **猕猴桃菠萝苹果汁**

主 料:猕猴桃 1 个,菠萝半个,苹果 1 个。

做 法:

1.用勺将猕猴桃果肉挖出。

2.苹果洗净,去核,切块。

3.菠萝去皮,切块,用淡盐水浸泡 10 分钟。

4.将猕猴桃肉、苹果和菠萝倒入榨汁机中,加适量凉开水,搅打成汁即可。

◆ **苹果鸡**

主 料:鸡肉 500 克,苹果 2 个,水发口蘑 25 克。

调 料:葱、姜、酱油、白糖、盐、醋、鸡汁、淀粉、清汤、植物油各适量。

做 法:

1.将口蘑切成薄片;苹果切成小块;鸡肉切成小块;冷水下锅氽烫好后捞出。

2.锅置火上,倒入植物油后放入氽烫好的鸡块快炒,放入白糖和醋快速翻炒后,倒少许酱油上色,然后加入切好的苹果。

3.加少许水盖上盖子煮至汤汁收干即可出锅,出锅前滴上几滴鸡汁拌匀。

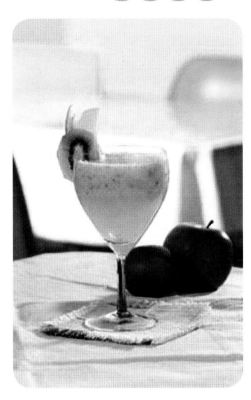

猕猴桃

改善循环防血栓

别　　　名　毛桃、藤梨、奇异果。

性味归经　味甘、酸，性寒；归
脾、胃经。

建议食用量　每日1~2个。

营养成分

糖类、蛋白质、膳食纤维、果胶、脂肪、维生素C、磷、钙、镁、铁、钾、胡萝卜素、精氨酸、硫胺素、猕猴桃碱、赖氨酸、甲硫氨基酸等。

降三高功效

猕猴桃富含的维生素C能明显降低血清总胆固醇及三酯甘油；含有丰富的精氨酸，能有效地改善血液循环，防止血栓的形成，对降低冠心病、高血压、心肌梗死、动脉硬化等心脑血管疾病的发病率有很好的功效。

良方妙方

1.糖尿病：猕猴桃果60克，天花粉30克。水煎服。

2.食欲不振，消化不良：猕猴桃干果60克。水煎服。

3.烦热口渴：猕猴桃果实30克。水煎服。

4.尿路结石：猕猴桃果实15克。水煎服。

食用功效

猕猴桃含有丰富的膳食纤维，可以促进胃肠蠕动，促进食物的消化。此外，猕猴桃还含有丰富的果胶，果胶有着润肠通便的作用，可以帮助清除肠道中的残留废料，促进排便，改善便秘。同时，果胶还可以控制身体对脂肪的吸收。猕猴桃中的赖氨酸、甲硫氨基酸是帮助肉碱合成的必需氨基酸。而肉碱则是促进脂肪燃烧的有效成分，可以将体内多余的脂肪转换成为热量。

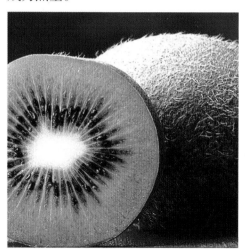

注意事项

脾胃虚寒者不宜多食。

经典论述

《全国中草药汇编》："调中理气，生津润燥，解热除烦。用于消化不良，食欲不振，呕吐，烧烫伤。"

养生食谱

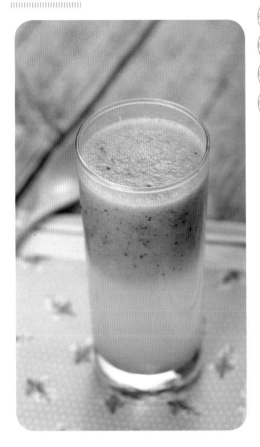

◆ 迷你三明治

主　料：吐司面包 4 片，猕猴桃 1 个，三明治火腿 1 片。

辅　料：草莓果酱 20 克，卡夫奇妙酱 15 克，生菜 30 克。

做　法：

1.吐司面包切去边皮备用。

2.猕猴桃切成薄片，三明治火腿顶刀切成片备用。

3.面包片上均匀码放猕猴桃片，抹上草莓果酱，压上一片面包片，再放上生菜叶和火腿片，抹上卡夫奇妙酱盖上一片面包,轻压下,用刀对角切成三角形即可食用。

◆ 猕猴桃蜂蜜饮

主　料：猕猴桃 3 个。

调　料：蜂蜜适量。

做　法：

1.将猕猴桃洗干净，去皮，切块。放入果汁机中打成果汁。

2.加入蜂蜜即可饮用。

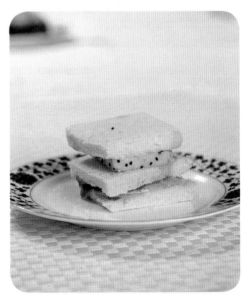

木瓜

软化血管降三高

别　　　名　木瓜实、秋木瓜。

性 味 归 经　味酸，性温；归肝、脾经。

建议食用量　50～100克。

营养成分

胡萝卜素、维生素C、齐墩果酸、氨基酸、凝乳酶、木瓜酶、木瓜蛋白酶、番木瓜碱、木瓜酵素、苹果酸、枸橼酸、皂苷等。

降三高功效

木瓜中富含齐墩果酸，能促进人体血液循环，有效地降低血脂，软化血管，预防动脉粥样硬化，尤其适合糖尿病合并高血压、高血脂、动脉硬化以及肥胖症等患者食用。

良方妙方

1.乳肿：蒲公英、泽兰、金银花、白芷、木瓜、甘草为末，每6克酒下。

2.因湿热阻滞经脉所致的筋、肌疼痛：木瓜4个（蒸熟去皮研烂如泥），白沙蜜1000毫升炼净。将木瓜和白沙蜜调匀，放入瓷器内盛装。每日晨起用滚开水冲调1～2匙饮用。

食用功效

木瓜素有"万寿果"之称，含有胡萝卜素和丰富的维生素C，有很强的抗氧化能力，可帮助机体修复组织，消除有毒物质，提高吞噬细胞的功能，促进炎症介质的消除，缓解局部疼痛。

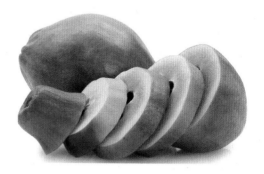

注意事项

不可多食，多食损齿及骨。忌铁、铅等金属。胃酸多的人不宜多食。小便淋沥涩痛者慎食。

经典论述

1.《名医别录》："主湿痹邪气，霍乱大吐下，转筋不止。"

2.《本草拾遗》："下冷气，强筋骨，消食，止水痢后渴不止，作饮服之。又脚气冲心，取一颗去子，煎服之，嫩者更佳。又止呕逆，心膈痰唾。"

3.《海药本草》："敛肺和胃，理脾伐肝，化食止渴。"

4.《日华子本草》："止吐泻奔豚及脚气水肿，冷热痢，心腹痛，疗渴。"

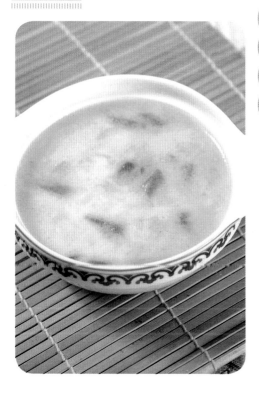

◆ 杏仁银耳炖木瓜

主　料：木瓜150克。

辅　料：水发银耳100克，水发杏仁30克，大枣10克。

调　料：盐1克，冰糖20克。

药　材：桑椹10克。

做　法：

1.木瓜切粒备用。

2.银耳用清水泡软，杏仁用淡盐水浸泡。

3.锅内放水加入水发银耳、水发杏仁、大枣、木瓜、冰糖、盐熬开，再加入桑椹煮5分钟即可。

◆ 鲜奶雪蛤烩木瓜

主　料：木瓜150克，鲜牛奶50克。

辅　料：雪蛤油2毫升，冰糖适量。

做　法：木瓜洗净去皮切菱形片；木瓜片中放入雪蛤油和少许冰糖，放在炖盅内，隔水炖15分钟即可食用；食用时可加入鲜牛奶，味道更佳。

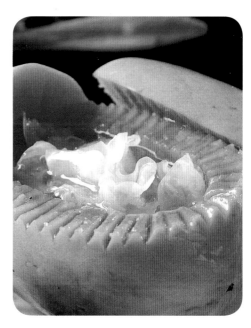

板栗

维护血管正常功能

别　　　名	大栗、栗果、毛栗。
性 味 归 经	味甘，性温；归脾、胃、肾经。
建议食用量	每次10个（约50克）。

营养成分

蛋白质、糖类、淀粉、脂肪、碳水化合物、膳食纤维、灰分、维生素B、维生素C、脂肪酶、磷、铁、钾、钙等。

降三高功效

板栗富含维生素C、钾等营养成分，可促进体内钠盐排出，维护血管正常功能，降低血脂，大量的膳食纤维容易吸收水分，使胃内食物容积增大，食后易有饱胀感，延缓了对葡萄糖的吸收，促进胰岛素与胰岛素受体的结合，使葡萄糖代谢加强，维持血糖的稳定。

良方妙方

1.肾气虚弱，脾胃不足：栗子肉500克，白糖250克，栗子煮熟，捣烂加糖，制成糕饼后食用。

2.老年体弱，气血两虚：栗子肉100克，香菇60克，加调料适量，一起炒食。

3.老人肾虚，腰腿酸软，脾胃虚弱：每日早晚各吃风干生栗子7个，细嚼成浆咽下。新鲜栗子30克，火堆中煨熟吃，每日早晚各1次。

食用功效

板栗的碳水化合物含量高，能提供人体较多热量，提高人体抗寒能力，能有效缓解肾病患者出现的形寒肢冷、小便清长等症状。板栗还能维持牙齿、骨骼、血管肌肉的正常功能，帮助脂肪代谢，具有益气健脾、滋补胃肠的功效。板栗含糖量低，糖尿病患者可每日吃6～7粒。

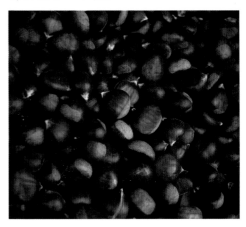

注意事项

多食滞脾恋膈，风湿病者禁用。

经典论述

1.《名医别录》："主益气，厚肠胃，补肾气，令人忍饥。"

2.《本草纲目》："有人内寒，暴泄如注，令食煨栗二三十枚，顿愈。肾主大便，栗能通肾，于此可验。"

3.《滇南本草》："生吃止吐血、衄血、便血，一切血证俱可用。"

养生食谱

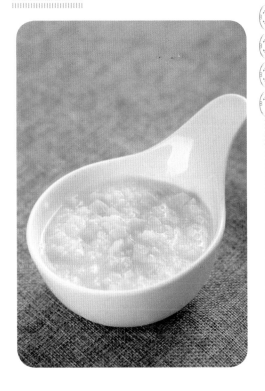

◆ 板栗扒娃娃菜

主 料:娃娃菜 350 克。

辅 料:板栗 100 克,奶汤 200 毫升。

调 料:盐 5 克,鸡粉 3 克,鸡油 10 毫升,水淀粉 25 毫升,白糖适量。

做 法:

1.将娃娃菜去掉老叶留嫩心,底部打十字刀焯水至熟后撕开码放盘中。

2.板栗加少许清水,加白糖蒸软,去汤码放在娃娃菜上。

3.锅内放入奶汤,加盐、鸡粉、鸡油调好,大火烧开后,用水淀粉勾芡淋上即可。

◆ 栗子粥

主 料:大米 200 克,栗子 50 克。

调 料:白糖适量。

做 法:

1.大米洗净,用水浸泡 1 小时;栗子煮熟,去皮,切碎。

2.锅置火上,加适量清水,放入泡好的大米,用小火熬粥。

3.待粥沸时,加入碎栗子,再用小火煮 10 分钟左右至熟,粥黏稠后加入白糖调味即可。

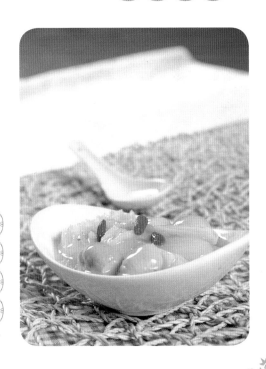

花生

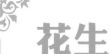

富含不饱和脂肪酸

别　　　名　落花生、长寿果。

性 味 归 经　味甘，性平；归脾、肺经。

建议食用量　每餐80～100克。

营养成分

蛋白质、糖类、氨基酸、不饱和脂肪酸、卵磷脂、胆碱、胡萝卜素、粗纤维、维生素、硫胺素、白藜芦醇、核黄素、烟酸、钙、磷、铁等。

降三高功效

花生中的不饱和脂肪酸有降低胆固醇的作用，含有的白藜芦醇可降低血小板聚集，预防和辅助治疗心脑血管疾病，所含的花生四烯酸能增强胰岛素的敏感性，有利于降低血糖，而且花生含糖量少，适合2型糖尿病患者食用，也能有效降低糖尿病并发症的发病率。

良方妙方

1.高血压：用醋浸花生仁7日以上，每晚服7～10粒；或鲜花生叶煎水代茶饮。

2.咳嗽多痰：花生米、百合、北沙参各15克，水煮后加适量冰糖服用，每日3次。

3.慢性肾炎：花生米（连皮）、红枣各60克，煎汤代茶饮，食花生米和枣，连服1周。

4.久咳：花生米、大枣、蜂蜜各30克，水煎后饮汤，枣、花生仁吃下，日2次。

食用功效

中医学认为，花生米煮熟性平，炒熟性温，具有和胃、润肺、化痰、补气、生乳、滑肠之功，经常食用可治营养不良、咳嗽痰多、产后缺乳等症，对慢性肾炎、腹水、声音嘶哑等病也有辅助治疗作用。

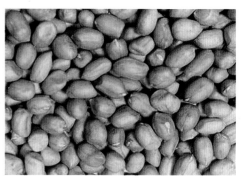

注意事项

花生含油脂多，消化时会消耗较多的胆汁，因此胆病患者不宜食用。

经典论述

1.《本草纲目》："花生悦脾和胃，润肺化痰，滋养补气，清咽止痒。"

2.《药性考》："生研用下痰；炒熟用开胃醒脾，滑肠，干咳者宜餐，滋燥润火。"

3.《本草纲目拾遗》："多食治反胃。"

养生食谱

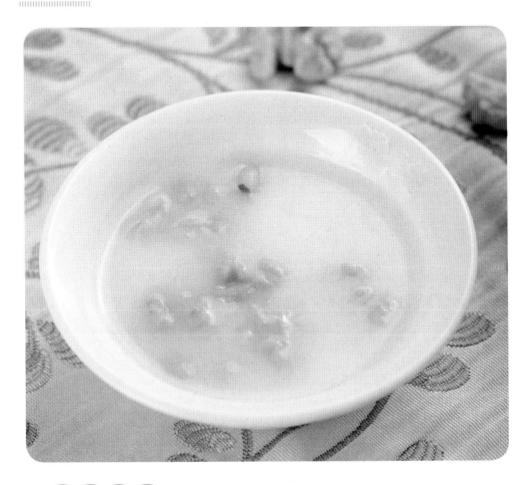

◆ 核桃花生牛奶羹

主　料：核桃仁、花生仁、牛奶各50克。

调　料：白糖适量。

做　法：

1.将核桃仁、花生仁炒熟，研碎。

2.锅置火上，倒入牛奶大火煮沸后，下核桃碎、花生碎，稍煮1分钟，再放白糖，待白糖溶化即可。

第四节　降三高的肉类水产

鸭肉

有效降低胆固醇

别　　　名　　家鸭肉、家凫肉。

性 味 归 经　　味甘、咸，性凉；归脾、胃、肺、肾经。

建议食用量　　每餐约80克。

营养成分

蛋白质、泛酸、碳水化合物、胆固醇、维生素 A、维生素 B、维生素 E、硫胺素、核黄素、烟酸、铁、铜、锌、钙、磷、钾等。

降三高功效

鸭肉富含不饱和脂肪酸，有降低胆固醇的作用，易于消化，是高血压、高血脂、糖尿病患者的很好选择。

良方妙方

1.高血压：鸭 1 只，去内脏后切块；海带 60 克，泡软洗净。加水一同炖熟，略加食盐调味服食。

2.慢性肾炎：麻鸭 1 只，去毛及杂，纳入大蒜 50 克于鸭腹内，缝合，煮熟后食肉喝汤。两日食 1 只，连服数次。

3.阴虚水肿：雄麻鸭 1 只，去毛及内脏，或加猪蹄，或加火腿，煮熟后调味食用；或将鸭肉切片，同大米煮粥，调味食用。

食用功效

鸭肉蛋白质的氨基酸组成与人体相似，利用率较高；鸭肉也是肉类中含维生素 A 和 B 族维生素较多的品种，其中内脏比肌肉含量更高，尤以肝脏最高；鸭肉还含有较多的铁、铜、锌等矿物质，其中鸭肝含铁最多。

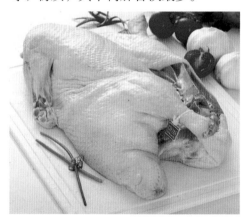

注意事项

素体虚寒、受凉所致的不思饮食、胃部冷痛、腹泻清稀、腰痛及寒性痛经以及肥胖、动脉硬化、慢性肠炎者应少食；感冒患者不宜食用。

养生食谱

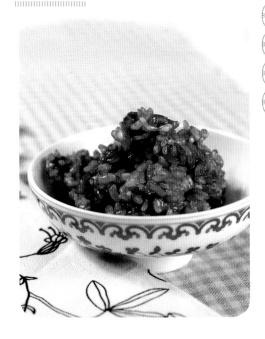

◆ 莲藕老鸭汤

主　料：麻鸭500克。

辅　料：莲藕250克，枸杞子3克。

调　料：葱、姜各10克，盐5克，鸡粉3克，胡椒粉2克，植物油、料酒各适量。

做　法：

1.将麻鸭宰杀洗净剁成块焯水。

2.莲藕去皮洗净改刀成滚刀块焯水备用。

3.锅置火上，放入少量的植物油煸香葱、姜，放入鸭块烹料酒、盐、鸡粉、胡椒粉和水烧开，撇沫转小火炖至汤乳白麻鸭快成熟时加入枸杞子、莲藕炖软烂即可。

◆ 荷叶黑糯米鸭

主　料：白条鸭400克，黑糯米100克。

辅　料：荷叶1张。

调　料：蚝油5毫升，盐、味精各4克，白糖2克。

做　法：

1.荷叶用水泡开，白条鸭切粒，黑糯米蒸好备用。

2.将白条鸭粒、黑糯米加入耗油、盐、味精、白糖拌匀放入荷叶包裹好，放入蒸箱蒸熟即可。

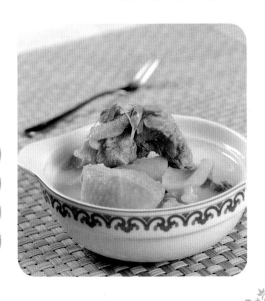

鸽肉

调精益气降三高

别　　　名	白凤、家鸽、鹁鸽。
性 味 归 经	味甘、咸，性平；归肝、肾经。
建议食用量	每餐80~100克，鸽子蛋每日2个。

营养成分

粗蛋白质、粗脂肪、碳水化合物、灰分、钙、磷、铁、维生素、泛酸、支链氨基酸、精氨酸等。

降三高功效

鸽肉属高蛋白、低脂肪、低热量食物，适合糖尿病患者食用，能促进血液循环，帮助人体很好地利用胆固醇，防止动脉硬化，对降低血压、血脂有一定的疗效。

良方妙方

1.糖尿病：白鸽1只，去毛及内脏，切小块，怀山药、玉竹各30克，共炖熟，调味后食肉饮汤。或白鸽1只，切作小块，与萝卜同煎，取汁含咽。

2.体虚：白鸽1只，黄精30克，枸杞子24克，共煮熟食用。

食用功效

鸽子的骨内含有丰富的软骨素，可与鹿茸中的软骨素相媲美，经常食用，具有改善皮肤细胞活力、增强皮肤弹性、改善血液循环、红润面色等功效；鸽肉中还含有丰富的泛酸，对脱发、白发等有很好的疗效；乳鸽含有较多的支链氨基酸和精氨酸，可促进体内蛋白质的合成，加快创伤愈合。

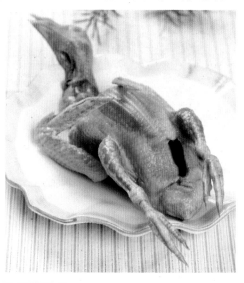

经典论述

1.《食疗本草》："调精益气，治恶疮疥癣，风疮白癜，疬疡风，炒熟酒服。"

2.《本草经疏》："鸽，《本经》虽云调精益气，其用止长于祛风解毒。然而未必益人，故孟诜云，食多减药力。今世劳怯人多畜养及煮食之，殊未当也。"

3.《中国动物药》："益气解毒，祛风和血，调经止痛。治麻疹，猩红热、恶疮，疥癣，妇女血虚闭经，久病体虚等症。"

4.《四川中药志》："治妇女干血劳，月经闭止，截疟，疗肠风下血。"

养生食谱

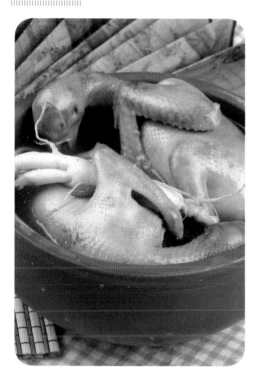

◆ 鲜参灵芝蒸乳鸽

主 料：净乳鸽 2 只，鲜人参 1 根（约 25 克），甘薯 100 克，灵芝片 16 克。

调 料：葱、姜、盐、白糖、花雕酒、胡椒粉各适量。

做 法：

1.将乳鸽洗净，从背部剖开，涂匀盐、白糖、花雕酒、胡椒粉腌渍备用。

2.甘薯去皮切块，灵芝片洗净，鲜人参洗净，拌盐、糖入味，放入乳鸽腹中，加葱、姜片，上锅蒸 120 分钟即可。

◆ 人参气锅乳鸽

主 料：人参 1 根，薏米 20 克，怀山药 20 克，乳鸽 2 只。

做 法：

1.人参切成片,鸽子宰杀去内脏。

2.参切片、鸽子与怀山药、薏米一起放在气锅里，加葱、姜、盐等调好口味，加入清水，盖上盖，上笼蒸 45 分钟即可。

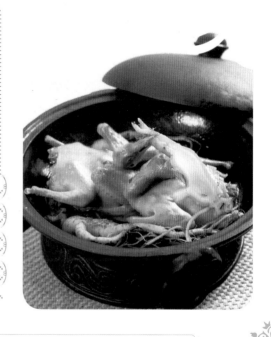

乌鸡

强筋健骨抑三高

别　　　名　药鸡、羊毛鸡。

性味归经　味甘，性平；归肝、
　　　　　　肾、肺经。

建议食用量　内服：煮食，适量；或
　　　　　　入丸、散。

营养成分

蛋白质、碳水化合物、硫胺素、核黄素、烟酸、维生素 E、胆固醇、铁、钙、磷、钠、镁、硒、铜、钾等。

降三高功效

乌鸡富含的蛋白质、维生素、铁、钾、钙等，对于抑制和改善三高症状有很好的作用，丰富的优质蛋白容易被人体吸收，有良好的滋补作用，尤其适合体虚的三高患者食用。

良方妙方

1.咳嗽气喘：乌母鸡1只，好陈醋1500～2000毫升（按鸡大小决定），把乌鸡去毛洗净，切碎以陈醋煮熟，分3～5顿热吃。

2.脾虚滑泄：乌母鸡1只，治净。用豆蔻30克，草果2枚，烧存性，掺入鸡腹内，扎定煮熟。空腹食之。

食用功效

乌鸡入肾经，具有温中益气、补肾填精、养血乌发、滋润肌肤的作用。凡虚劳羸瘦、面色无华、水肿消渴、产后血虚乳少者，可将之作为食疗滋补之品。

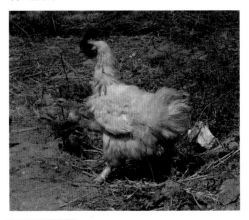

注意事项

凡实证，邪毒未清者不宜服。

经典论述

1.《本草再新》："平肝祛风，除烦热，益肾养阴。"

2.《本草纲目》："补虚劳羸弱，治消渴，中恶，益产妇，治女人崩中带下虚损诸病，大人小儿下痢噤口。"

3.《本草通玄》："补阴退热。"

养生食谱

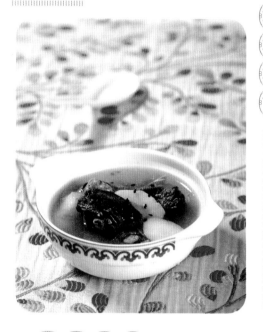

◆ 西洋参淮山炖乌鸡

主 料：西洋参10克，淮山药20克，乌鸡1只。

调 料：葱、姜适量。

做 法：

1.西洋参切片，淮山药用水泡软，乌鸡剁成块飞水。

2.把制好的原料一起放到盆里，加入清汤和适量的葱姜，上火炖至鸡肉软烂即可。

◆ 黄精炖乌鸡

主 料：乌鸡1只。

辅 料：黑芝麻30克，山药100克，鸡汤1000毫升。

调 料：葱10克，姜10克，盐5克，鸡粉6克。

药 材：黄精3克。

做 法：

1.乌鸡剁块飞水备用。

2.锅置火上，放入鸡汤、乌鸡块、黑芝麻、山药、葱、姜、盐、鸡粉、黄精烧开，转小火熬30分钟乌鸡软烂后出锅即可。

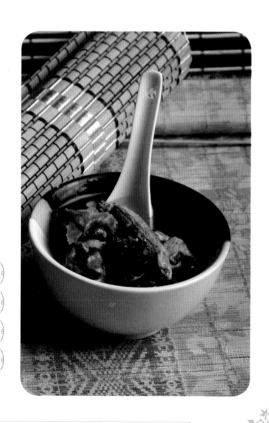

草鱼

平降肝阳促循环

别　　　名　鲩鱼、混子、草鲩。

性味归经　味甘，性温；归肝、胃经。

建议食用量　每次约100克。

营养成分

蛋白质、脂肪、硫胺素、核黄素、烟酸、钙、磷、铁、硒、铜等。

降三高功效

草鱼含有丰富的不饱和脂肪酸，有利血液循环，是心血管病患的良好食物。而且富含铜，铜是人体健康不可缺少的微量营养素，对于血液、中枢神经、免疫系统、脑、肝、心等的发育和功能有重要影响。

良方妙方

高血压头痛眼花：冬瓜500克，草鱼（以鱼尾为好）250克。先将草鱼去肠肚，洗净，油煎至金黄色，再与冬瓜一起，加入适量清水，炖3～4小时，最后放少许盐调味。

食用功效

草鱼含有丰富的硒元素，经常食用有抗衰老、养颜的功效，而且对肿瘤也有一定的防治作用；对于身体瘦弱、食欲不振的人来说，草鱼肉嫩而不腻，可以开胃、滋补。

中医认为，草鱼具有暖胃和中、平降肝阳、祛风、治痹、益肠、明目之功效，主治虚劳、风虚头痛、肝阳上亢高血压等症。

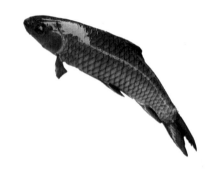

注意事项

草鱼要新鲜，煮时火候不能太大，以免把鱼肉煮散。

经典论述

1.《本草纲目》："暖胃和中。"

2.《医林纂要》："平肝,祛风;治痹,截疟。"

养生食谱

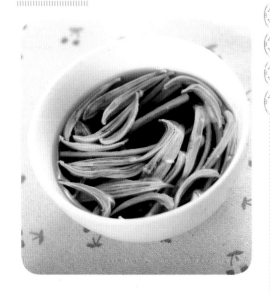

◆ 菊花鱼片汤

主　料：菊花100克，草鱼肉300克。

辅　料：冬菇50克。

调　料：姜、葱、料酒、盐各适量。

做　法：

1.将菊花瓣摘下，用清水浸泡，沥干水分；鱼肉切成3厘米见方的鱼片；姜切片，葱切段，冬菇切片。

2.汤锅内加入清汤，投入姜和葱，盖上盖子烧开后下入鱼片和冬菇，烹入少许料酒，等鱼片熟后，捞出冬菇、葱、姜，再放入菊花、盐调味即可。

◆ 草鱼烧豆腐

主　料：净草鱼肉、豆腐各100克，豌豆10克，竹笋10克。

调　料：植物油、盐、味精、葱末、姜末、鸡汤、料酒各适量。

做　法：

1.草鱼肉去刺，切小丁；豆腐切小丁；竹笋洗净，切薄片；豌豆洗净，煮熟。

2.炒锅放植物油，旺火烧至八成热，倒入鱼丁煎至金黄色。

3.往锅中倒入料酒、葱末、姜末、盐煸炒。

4.将鸡汤倒入锅中，加竹笋、豆腐，加盖，转小火，焖烧约3分钟。

5.转大火将汁收浓，将豌豆、味精放入锅中，拌匀即成。

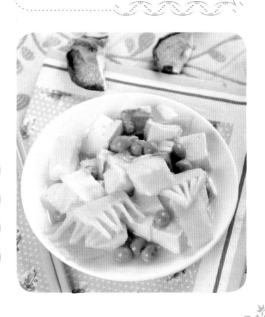

鲫鱼

调胃实肠通血脉

别　　　名	河鲫、鲫瓜子、童子鲫。
性味归经	味甘，性平；归脾、胃、大肠经。
建议食用量	每次约100克。

营养成分

蛋白质、碳水化合物、维生素 A、维生素 B_1、维生素 B_2、维生素 B_{12}、烟酸、硫胺素、核黄素、磷、钙、铁等。

降三高功效

鲫鱼中含种类齐全的优质蛋白，能有效防治高血压、动脉硬化，降低胆固醇和血液黏稠度，预防心脑血管疾病，还能增加糖尿病患者人体的免疫力，有助于控制血糖，降低糖尿病患者并发心脑血管疾病的发病率。

良方妙方

1. 消渴饮水：鲫鱼1尾，去肠留鳞，以茶叶填满，纸包煨熟，食数枚。

2. 甲状腺功能亢进：鲫鱼1条（约500克），豆腐4块，调味品适量，共炖服食。每日1次，连服。

3. 慢性胃炎：鲫鱼1～2条，糯米50克，同煮粥食。早晚常服。

食用功效

鲫鱼有健脾利湿、和中开胃、活血通络、温中下气之功效，对脾胃虚弱、水肿、溃疡、气管炎、哮喘、糖尿病有很好的滋补食疗作用；鲫鱼肉嫩味鲜，可做粥、做汤、做菜、做小吃等，尤其适于做汤，鲫鱼汤不但味香汤鲜，而且具有较强的滋补作用，非常适合中老年人和病后虚弱者食用，产后妇女多食鲫鱼汤，可补虚通乳。

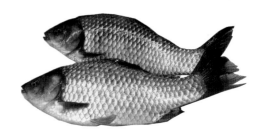

注意事项

凡湿热燥渴无气滞者忌用。

经典论述

1.《医林纂要》："鲫鱼性和缓，能行水而不燥，能补脾而不濡，所以可贵耳。"

2.《本草经疏》："鲫鱼入胃，治胃弱不下食；入大肠，治赤白久痢、肠痈。脾胃主肌肉，甘温能益脾生肌，故主诸疮久不瘥也，鲫鱼调胃实肠，与病无碍，诸鱼中惟此可常食。"

3.《本草图经》："鲫鱼，性温无毒，诸鱼中最可食。"

养生食谱

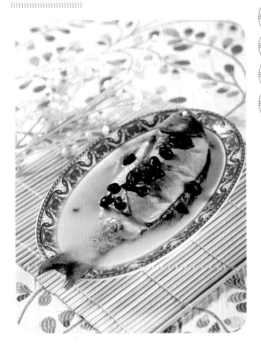

◆ 木耳清蒸鲫鱼

主　料：黑木耳 100 克，鲫鱼 300 克。

调　料：料酒、盐、白糖、姜、葱、植物油各适量。

做　法：

1. 将鲫鱼去鳃、内脏、鳞，冲洗干净；黑木耳泡发，去杂质，洗净，撕成小碎片；姜洗净，切成片；葱洗净，切成段。

2. 将鲫鱼放入大碗中，加入姜片、葱段、料酒、白糖、植物油、盐腌渍半小时。

3. 鲫鱼上放上碎木耳，上蒸锅蒸 20 分钟即可。

◆ 黑豆炖鲫鱼

主　料：鲫鱼 1 条。

辅　料：黑豆 50 克，葱 10 克，姜 10 克。

调　料：盐 5 克，鸡粉 6 克，胡椒粉 3 克，高汤适量。

做　法：

1. 鲫鱼宰杀好备用，黑豆放水涨发好备用。

2. 锅置火上，放入鲫鱼、高汤、黑豆、葱、姜、盐、鸡粉、胡椒粉，小火熬 20 分钟鲫鱼软烂汤汁浓白后即可。

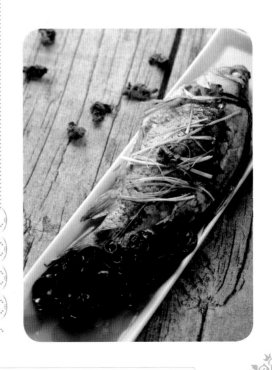

紫菜

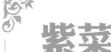

降低血液黏稠度

别　　　名	子菜、甘紫菜、海苔。
性味归经	味甘、咸，性寒；归肺经。
建议食用量	每餐干品5～15克。

营养成分

蛋白质、脂肪、紫菜多糖、胆碱、粗纤维、胡萝卜素、硫胺素、核黄素、烟酸、抗坏血酸、牛磺酸、钙、磷、镁、硒、碘、铁等。

降三高功效

紫菜含紫菜多糖，有明显的抗凝血作用，并能显著降低全血黏度、血浆黏度，并且有明显的降血糖作用。另外，紫菜含镁量极高，可促进排钠，预防高血压，含有的牛磺酸成分能够降低有害的低密度胆固醇，从而预防高血脂。

良方妙方

1.高血压：紫菜、决明子各15克，水煎服。

2.淋巴结核：紫菜10克，水煎服，每日2次；或紫菜汤佐餐。

3.慢性气管炎：紫菜、远志各15克，生牡蛎30克，水煎服。

4.甲状腺肿大：紫菜30克，萝卜500克，陈皮1片，水煎服。

5.肺脓疡：紫菜适量嚼服；或紫菜研末，每日2次，每次3克，蜂蜜水冲服。

食用功效

紫菜营养丰富，含碘量很高，富含胆碱和钙、镁、铁，能增强记忆，治疗妇幼贫血，促进骨骼、牙齿的生长和保健；紫菜所含的多糖可增强细胞免疫和体液免疫功能，促进淋巴细胞转化，提高人体的免疫力。

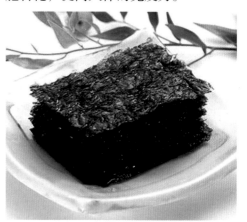

注意事项

紫菜在食用前应用清水泡发，并换1～2次水以清除污染、毒素。若多食胀腹。

经典论述

1.《本草纲目》："病瘿瘤脚气者宜食之。"

2.《食疗本草》："下热气，若热气塞咽喉者，汁饮之。"

3.《中药药理学》："干嚼之，治肺坏疽的起始吐臭痰者。"

养生食谱

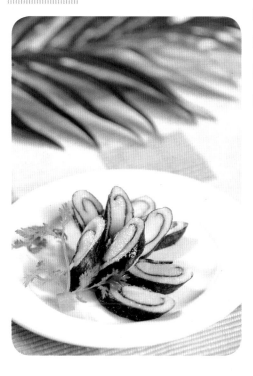

◆ 紫菜海参汤

主　料：海参 150 克，紫菜 5 克。

辅　料：油菜 50 克。

调　料：淀粉 5 克，盐、味精各 4 克。

做　法：

1. 海参飞水，油菜飞水备用。

2. 锅内加入适量水，放入海参、紫菜，烧开放入盐、味精，下入水淀粉勾芡出锅放入油菜即可。

◆ 海苔山药卷

主　料：山药 300 克。

辅　料：海苔 50 克。

调　料：蜂蜜 10 毫升。

做　法：

1. 将山药清洗干净，削去外皮蒸 50 分钟，把蒸好的山药碾成山药泥加入蜂蜜放凉。

2. 把海苔平铺在案板上抹上山药泥卷成卷，切成菱形即可。

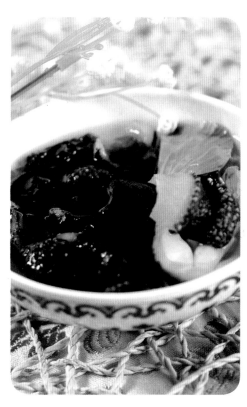

海带

扩张血管降血糖

别名	昆布、江白菜、纶布。
性味归经	味咸，性寒；归肝、胃、肾经。
建议食用量	每餐干品约30克。

营养成分

蛋白质、脂肪、膳食纤维、碳水化合物、不饱和脂肪酸、硫胺素、核黄素、烟酸、维生素E、海带多糖、钾、钠、钙、碘、镁、铁、锰、锌、磷、硒、甘露醇等。

降三高功效

海带含有大量的不饱和脂肪酸，能清除附着在血管壁上的胆固醇；海带中钙的含量极为丰富，能降低人体对胆固醇的吸收，降低血压；含有的海带多糖，能够保护胰岛细胞，并且可增加糖尿病患者的糖耐量，降血糖作用明显。

良方妙方

1.高血压：海带50克，决明子30克，水煎服；或海带30克，加冬瓜、薏米煮汤，加糖调味。

2.冠心病：海带9克，决明子15克，生藕20克。水煎去渣调味，吃海带及藕，并饮汤。每日1次。或用海带做菜或汤，常吃。

3.高血压，动脉硬化及慢性支气管炎咳喘：海带15克，粳米100克，猪瘦肉50克，同煮粥，用适量盐或白糖调味食用。

食用功效

海带中含有大量的碘，碘是人体甲状腺素合成的主要物质，人体缺少碘，就会患"大脖子病"，即甲状腺功能减退症，所以，海带是甲状腺功能低下者的最佳食品。海带中还含有大量的甘露醇，具有利尿消肿的作用，可防治肾功能衰竭、老年性水肿、药物中毒等。甘露醇与碘、钾、烟酸等协同作用，对防治动脉硬化、高血压、慢性气管炎、慢性肝炎、贫血、水肿等疾病都有较好的效果。海带中的优质蛋白质和不饱和脂肪酸，对心脏病、糖尿病、高血压有一定的防治作用。

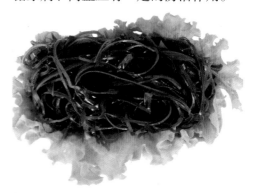

注意事项

脾胃虚寒的人慎食，甲亢患者要忌食。

养生食谱

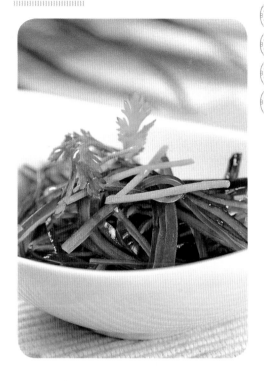

◆ 冻豆腐炖海带

主 料： 冻豆腐（或北豆腐）200克，海带丝50克，蘑菇50克。

调 料： 姜、葱、盐、植物油各适量。

做 法：

1.冻豆腐块挤干水分，海带丝洗净，蘑菇洗净撕成小片。

2.锅中油烧热后，放入冻豆腐，略煎一会儿。

3.煎至豆腐表面有些发黄后，倒入水、海带丝、姜葱片。

4.煮至水开后，转小火煮30分钟，煮至一半时将蘑菇倒入一起煮；出锅前撒盐调味即可。

◆ 香拌海带丝

主 料： 海带丝200克。

调 料： 盐、鸡粉、蒜茸各2克，香油、花椒油各2毫升。

做 法：

1.将海带清洗干净在油盐水中煮熟。

2.将海带放凉后切成细丝，加入鸡粉、盐、蒜茸、香油、花椒油拌匀即可。

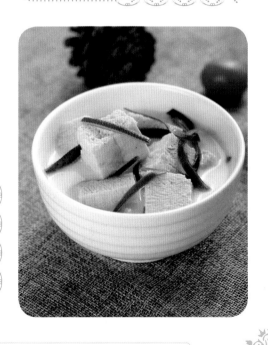

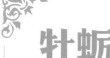

牡蛎

平肝潜阳降三高

别　　　　名	生蚝、蛎蛤、牡蛤。
性味归经	味咸、涩，性微寒；归肝、心、肾经。
建议食用量	30～50克。

营养成分

糖原、牛磺酸、谷胱甘肽、维生素 A、维生素 B_1、维生素 B_2、维生素 D、硒、铜、铁、锌、锰、钡、磷、钙等。

降三高功效

牡蛎所含牛磺酸有降血脂、降血压的功效；丰富的硒具有类似胰岛素的作用，可以促进葡萄糖的运转，从而降低血糖，牡蛎中还含有较为丰富的钙，糖尿病患者食用可以有效地防治骨质疏松症。

良方妙方

1.早期高血压：生牡蛎 30 克，生杜仲 20 克，桑寄生 25 克，白菊花、枸杞子各 15 克，水煎服。

2.消渴饮水：用黄泥封固牡蛎，煅赤，研为末。每服 3 克，活鲫鱼煎汤调下。

3.眩晕：牡蛎、龙骨各 18 克，菊花 9 克，枸杞子、何首乌各 12 克。水煎服。

食用功效

牡蛎含 18 种氨基酸、肝糖原、B 族维生素、牛磺酸和钙、磷、铁、锌等营养成分，常吃可以提高机体免疫力；牡蛎中所含的多种维生素与矿物质特别是硒可以调节神经、稳定情绪；牡蛎中钙含量接近牛奶，铁含量为牛奶的 21 倍，食后有助于骨骼、牙齿生长；牡蛎富含核酸，能延缓皮肤老化，减少皱纹的形成。

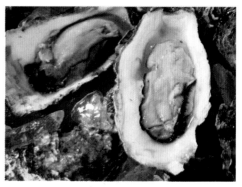

注意事项

急慢性皮肤病患者忌食；脾胃虚寒，慢性腹泻便溏者不宜多吃。

经典论述

1.《神农本草经》："主伤寒寒热，温疟洒洒，惊恚怒气，除拘缓鼠疫，女子带下赤白。久服强骨节。"

2.《名医别录》："除留热在关节荣卫，虚热去来不定，烦满；止汗，心痛气结，止渴，除老血，涩大小肠，止大小便，疗泄精，喉痹，咳嗽，心胁下痞热。"

养生食谱

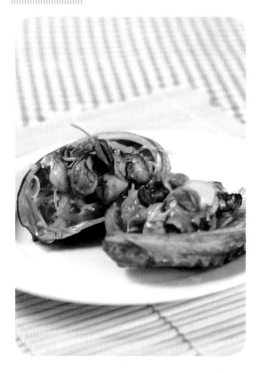

◆ 牡蛎豆腐汤

主　料：牡蛎粉 15 克，豆腐 200 克，青菜叶 50 克。

辅　料：鸡汤、葱、姜、胡椒粉适量。

做　法：豆腐切菱形块焯水，青菜叶洗净。砂锅加鸡汤、葱、姜、胡椒粉烧开撇去浮沫，放入牡蛎粉、豆腐，文火煮 15 分钟左右，加青菜叶即可。

◆ 蒜茸蒸牡蛎

主　料：牡蛎 100 克。

辅　料：蒜茸 50 克，粉丝 50 克。

调　料：美极鲜 1 毫升，豉油、盐、鸡粉、香油各适量。

做　法：

1.牡蛎洗净。

2.粉丝用温水泡软，将粉丝和牡蛎用美极鲜、豉油、盐、鸡粉、蒜茸、香油拌匀，粉丝垫底，牡蛎摆在上边放入蒸箱蒸 3 分钟出锅即可。

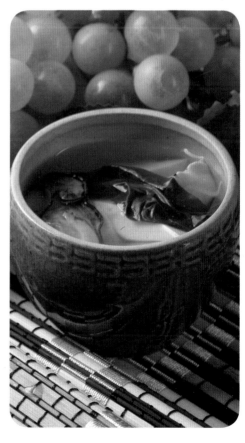

甲鱼

有效地降低胆固醇

别　　　名　鳖、水鱼、团鱼、鼋鱼、元鱼。

性味归经　性平，味甘；归肝经。

建议食用量　每次约50克。

营养成分

蛋白质、脂肪、糖类、钙、磷、铁、硫胺素、核黄素、维生素A、动物胶、角蛋白、碘等。

降三高功效

甲鱼有较好的净血作用，能有效地降低高脂饮食后的胆固醇含量，因而对高血压、冠心病患者有益。

食用功效

甲鱼不仅肉味鲜美，营养丰富，甲鱼肉及其提取物还能有效地预防和抑制肝癌、胃癌、急性淋巴性白血病，并用于防治因放疗、化疗引起的虚弱、贫血、白细胞减少等症；甲鱼具有滋阴、清热、益肾、健骨、活血及补中益气之功效，还能"补劳伤，壮阳气，大补阴之不足"；甲鱼对肺结核、贫血、体质虚弱等多种病症亦有一定的辅助疗效。

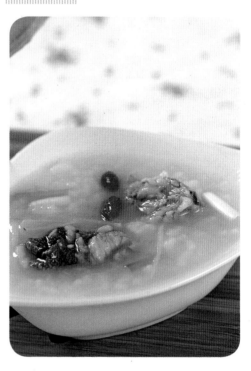

◆ 长寿甲鱼粥

主　　料：甲鱼100克，粳米100克。

调　　料：盐2克，味精2克，胡椒粉少许，葱花2克，姜丝5克。

做　　法：

1.甲鱼杀洗干净，切小块，焯水冲凉备用。

2.粳米洗净，加入锅中，加入甲鱼块同煮20分钟，甲鱼软烂、粳米开花后加盐、味精、胡椒粉、葱花、姜丝再熬2分钟即可。

第三章

寓药于食——中药
降三高效果棒

第一节　降三高的中药材

菊花

散风清热平肝阳

别　　　　名　白菊花、杭菊、贡菊。

性 味 归 经　味甘、苦，性微寒；归
　　　　　　　肺、肝经。

用 法 用 量　内服：煎汤，10～15
　　　　　　　克；或入丸、散；或
　　　　　　　泡茶。

营养成分

菊苷、氨基酸、类黄酮、维生素
B_1、龙脑、樟脑、菊油环酮、腺嘌呤、
胆碱、水苏碱等。

降三高功效

菊花提取物能保持血清总胆固醇
基本不变，抑制血胆固醇和三酰甘油
升高，明显扩张冠状动脉，增加血流量，
加强心肌收缩，有效降压、降脂，其
所含的化学物质还可抑制诱发糖尿病
眼病与神经损伤酶的活性。

良方妙方

1.高血压：菊花、决明子各9克，
钩藤6克，水煎服。

2.妊娠合并高血压综合征：决明

子、夏枯草、白糖各 15 克，菊花 10 克。
水煎取汁，加入白糖，煮沸即可。随
量饮用。

功用疗效

疏散风热，平肝明目。用于风热
感冒，头痛眩晕，目赤肿痛，眼目昏花。

养生食谱

◆ 菊花粳米粥

配　方：菊花 50 克，粳米 150 克，
冰糖 20 克，矿泉水适量。

做 法：

1.菊花碾碎去蒂加少许清水泡软。

2.锅置火上，加水放入洗干净的
粳米煮 20 分钟，再放入菊花同煮
成粥，最后加冰糖即可食用。

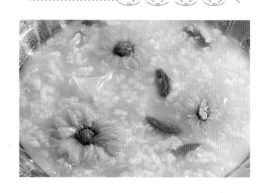

山楂

行气散瘀消积滞

别　　　名	山里红、红果、赤枣子。
性 味 归 经	味甘、酸，性微温；归脾、胃、肝经。
用 法 用 量	每次3~4个（50克）。

营养成分

糖类、蛋白质、脂肪、维生素C、有肌酯酶、淀粉、苹果酸、枸橼酸、烟酸、黄酮苷类、三萜类、槲皮素、钙、铁等。

降三高功效

山楂中含有肌酯酶、黄酮类物质等，既可解油腻，还能促进肉食消化，有助于糖尿病患者体内的胆固醇转化，降糖降脂两不误。山楂还能预防高血压以及糖尿病性脑血管疾病。

良方妙方

1.高血压：金银花、菊花各30克，桑叶、山楂各15克，沸开水冲泡服。

2.高脂血症：焦山楂、焦槟榔、神曲各等量。研细粉，水泛为丸如梧桐子大，每次服10克，日服3次，空腹。

功用疗效

消食健胃，行气散瘀。用于肉食积滞，胃脘胀满，泻痢腹痛，瘀血闭经，产后瘀阻，心腹刺痛，疝气疼痛；高脂血症。焦山楂消食导滞作用增强。用于肉食积滞，泻痢不爽。

注意事项

病后初愈，体质虚弱的人忌食；胃酸过多、消化性溃疡等人忌食；脾胃虚弱者慎服。

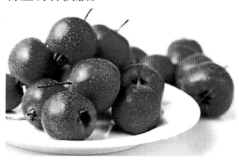

养生食谱

◆ 桃仁山楂粥

配　方：桃仁10克，山楂15克，粳米100克。

做　法：桃仁浸泡去皮尖，山楂洗净去核，粳米洗净，桃仁、山楂放入锅中煮开，放入粳米，先用武火熬煮5分钟改文火将粥煮熟即可。

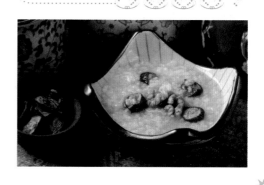

山药

补益固本抗衰老

别　　　名　薯蓣、山芋、薯药。

性 味 归 经　味甘，性平；归肺、
　　　　　　　脾、肾经。

用 法 用 量　每餐100～250克。

营养成分

粗蛋白质、粗纤维、淀粉、糖、钾、磷、钙、镁、灰分、铁、锌、铜、锰等。

降三高功效

山药含有大量的黏液蛋白、维生素及微量元素，能降低血糖，有效阻止血脂在血管壁的沉淀，扩张血管，改善血液循环，有效防治三高。

良方妙方

1.高血压：山药30克，木槿根15克，水煎服。

2.糖尿病：鲜山药蒸熟，每次饭前先吃山药90～120克。或山药、天花粉、沙参各25克，知母、五味子各15克，水煎服。

功用疗效

健脾止泻，补肺益肾。用于脾虚久泻，慢性肠炎，肺虚喘咳，慢性肾炎，糖尿病，遗精，遗尿，白带。

注意事项

湿盛中满，或有积滞、有实邪者不宜食用。

经典论述

1.《本草纲目》："益肾气，健脾胃，止泻痢，化痰涎，润皮毛。"

2.《日华子本草》："助五脏，强筋骨，长志安神，主泄精健忘。"

3.《伤寒蕴要》："补不足，清虚热。"

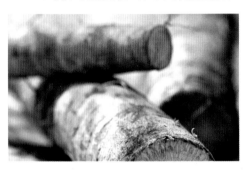

养生食谱

◆ 怀山药南瓜羹

配　　方：怀山药50克，南瓜150克，冰糖50克，糖桂花15克，枸杞子6克，水淀粉适量。

做　　法：山药、南瓜切丁备用。锅中放水加冰糖、山药丁、南瓜丁、枸杞子煮至熟软勾芡，放糖桂花搅匀即可。

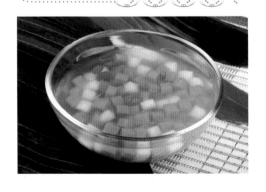

枸杞子

养肝明目润肺肾

别　　　名	枸杞豆、血杞子。
性味归经	味甘，性平；归肝、肾经。
用法用量	煎汤，5～15克；或入丸、散、膏、酒剂。

营养成分

氨基酸、枸杞多糖、胡萝卜素、硫胺素、维生素 B_2、烟酸、维生素 C、甜菜碱、玉蜀黍黄质、酸浆果红素、隐黄质、东茛菪素等。

降三高功效

枸杞子有补益肝肾之功，能促进肝细胞再生，改善造血功能，降低血压、胆固醇，丰富的枸杞多糖，能增加糖尿病患者胰岛素的敏感性，降低血糖水平，尤其适合 2 型糖尿病患者食用，对糖尿病所致的视网膜炎并发症有良好的防治效果。

良方妙方

1.高血压：葛根 30 克，枸杞子 25 克，丹参 15 克，夏枯草、菊花各 15 克。水煎服。

2.糖尿病：枸杞子 15 克，开水冲于杯中，稍候服用。

功用疗效

滋补肝肾，益精明目。用于虚劳精亏，腰膝酸痛，眩晕耳鸣，内热消渴，血虚萎黄，目昏不明。

注意事项

外邪实热，脾虚有湿及泄泻者忌服。

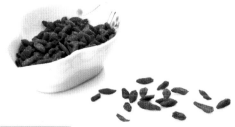

养生食谱

◆ 枸杞粳米粥

配　方：枸杞子 15 克，粳米 100 克，白糖 20 克。

做　法：

1.将枸杞子、粳米洗净备用。

2.锅中放水 600 毫升，开锅后加粳米文火煮 15 分钟后加枸杞子、白糖煮至黏稠即可。

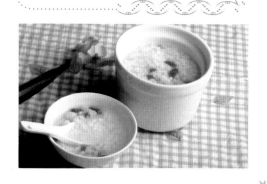

金银花

清热解毒降血糖

别　　　名	忍冬花、金花、银花。
性味归经	味甘，性寒；归肺、心、胃经。
用法用量	煎汤，10～20克；或入丸、散。

营养成分

挥发油、绿原酸、异绿原酸、白果醇、β-谷甾醇、豆甾醇、木樨草素苷等。

降三高功效

金银花含有丰富的绿原酸、木樨草素苷，不但能够修复损伤的胰腺β细胞，还能改善机体的胰岛素抵抗，激活受体，增强受体对胰岛素的敏感性，还能护肝，抑制肠道吸收胆固醇，从而达到降低三高的功效。

良方妙方

高血压：金银花、菊花各25克，沸开水冲泡服；金银花、夏枯草、玉米须、荠菜各15克，水煎服。

功用疗效

清热解毒，凉散风热。用于痈肿疔疮，喉痹，丹毒，热毒血痢，风热感冒，温病发热。

注意事项

脾胃虚寒及气虚、疮疡脓清者忌服。

经典论述

《本经逢原》："金银花，解毒去脓，泻中有补，痈疽溃后之圣药。"

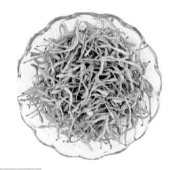

养生食谱

◆ 青叶银花茶

配　方：大青叶2克，金银花1克。

做　法：在杯中放入大青叶和金银花，冲入沸水，闷泡8分钟，温饮。

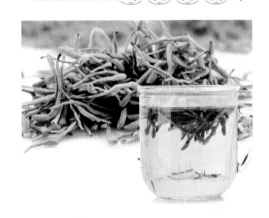

黄芪

双向调节血压血糖

别　　　名　绵芪、绵黄芪、黄蓍。

性味归经　味甘，性温；归肺、
　　　　　　脾经。

用法用量　煎服，9～30克。

营养成分

黄芪、皂苷、蔗糖、黄芪多糖、氨基酸、叶酸、硒、锌、铜等。

降三高功效

黄芪含有黄芪皂苷和总黄酮类活性物质，可直接扩张外周血管，降低外周阻力，对血压具有双向调节作用，使血压上升幅度得到一定程度的控制，丰富的黄芪多糖，能有效降低血糖，改善糖耐量异常，适合三高患者食用。

良方妙方

1.气血不足头晕：当归9克，蜜黄芪30克，羊肉500克，水炖服。

2.脑血栓：黄芪15～30克，川芎6克，赤芍、桃仁、当归、丹参、牛膝、地龙各9克。水煎服。

功用疗效

补气固表，利尿排毒，排脓，敛疮生肌。用于气虚乏力，食少便溏，中气下陷，久泻脱肛，便血崩漏，表虚自汗，气虚水肿，痈疽难溃，久溃不敛，血虚萎黄，内热消渴；慢性肾炎蛋白尿，糖尿病。

注意事项

实证和阴虚阳盛者忌用。

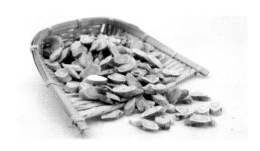

养生食谱

◆ 黄芪升麻茶

配　　方：黄芪30克，郁李仁10克，升麻5克，防风3克，蜂蜜适量。

做　法：

1.将黄芪、升麻、郁李仁、防风研为粗末，置杯中。

2.将药末用沸水冲泡20分钟后，加入蜂蜜，即可饮用。

3.每日1剂，频频代茶饮服。

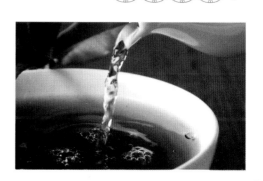

黄连

清火解毒稳血糖

别　　　名　味连、川连、鸡爪连。

性 味 归 经　味苦，性寒；归心、脾、胃、肝、胆、大肠经。

用 法 用 量　煎汤，1.5～3克。

营养成分

小檗碱、黄连碱、甲基黄连碱、掌叶防己碱、阿魏酸、黄柏酮、黄柏内酯等。

降三高功效

黄连含有黄连碱、掌叶防己碱等大量生物碱，能扩张血管，保护心肌，改善心脏功能；含有的小檗碱，可促进体内胰岛素的合成，维持胰岛素的功能，从而有效降低血糖幅度，适合2型糖尿病患者食用。

良方妙方

糖尿病：山药25克，黄连10克。水煎服。

功用疗效

清热燥湿，泻火解毒。用于湿热痞满，呕吐吞酸，泻痢，黄疸，高热神昏，心火亢盛，心烦不寐，血热吐衄，目赤，牙痛，消渴，痈肿疔疮；外治湿疹，湿疮，耳道流脓。

注意事项

枯燥伤津、阴虚津伤者慎用。

经典论述

《神农本草经》："味苦，寒。主治热气，目痛，眦伤，泣出，明目，肠澼，腹痛，下痢，妇人阴中肿痛。久服令人不忘。"

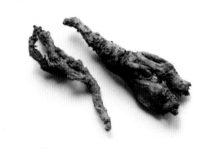

养生食谱

◆ 人参黄连茶

配　　方：人参、黄连各3克，白术9克。

做　　法：将所有配方材料研成粉末，装入茶包，放入杯中，冲入沸水，闷泡20分钟即可。

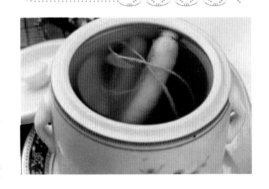

莲子心

🌿 清心祛热止烦渴

别　　　名　薏、苦薏、莲薏、莲心。

性 味 归 经　味苦，性寒；归心、肺、肾经。

用 法 用 量　煎汤，1.5～3克。

营养成分

莲心碱、异莲心碱、甲基莲心碱、荷叶碱、前荷叶碱、牛角花素、甲基紫堇杷灵、去甲基乌药碱、水犀草苷、金丝桃苷、芸香苷等。

降三高功效

莲子心中含生物碱，能调节胰岛β细胞分泌胰岛素，帮助糖尿病患者控制血糖，还能扩张外周血管，降低血压，对糖尿病性高血压有辅助治疗作用，莲子心还有一定的强心作用，能防止心律失常等疾病。

良方妙方

高血压：莲子心5～9克，代茶饮。

功用疗效

清心，祛热，止血，涩精。治心烦，口渴，吐血，遗精，目赤肿痛。

经典论述

1.《本草再新》："清心火，平肝火，泻脾火，降肺火。消暑除烦，生津止渴，治目红肿。"

2.《随息居饮食谱》："敛液止汗，清热养神，止血固精。"

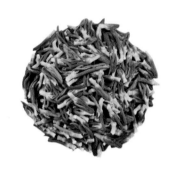

养生食谱

◆ 莲子心茶

配　　方：莲子心、甘草各2克。

做　　法：在杯中放入茶材，加沸水，闷泡8分钟，温饮。

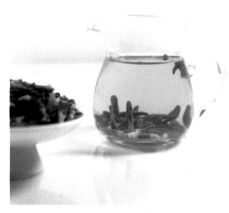

葛根

解肌退热降三高

别　　　名　葛藤、干葛、粉葛。

性味归经　味甘、辛，性凉；归脾、胃经。

用 法 用 量　煎汤，10～15克。

营养成分

葛根素、木糖苷、大豆异黄酮、大豆黄酮苷、大豆苷元、花生酸、葛根醇、异黄酮苷、黄豆苷、糖苷、氨基酸等。

降三高功效

葛根含总黄酮和葛根素，能扩张血管，降低血管阻力，抑制胆固醇吸收，增加血流量，达到降低血压、血脂的目的，还能改善糖尿病患者微血管病变所致的周围神经损伤。

良方妙方

1.高血压：葛根30克，枸杞子25克，丹参、夏枯草、菊花各15克。水煎服。

2.冠心病：葛根、黄芪各30克，枸杞子25克，丹参、夏枯草、菊花各15克，三七6克，银杏叶25克。水煎服。

功用疗效

解肌退热，生津，透疹，升阳止泻。用于外感发热头痛，项背强痛，口渴，消渴，麻疹不透，热痢，泄泻，高血压颈项强痛。

注意事项

葛根不可多服，否则损胃气。脾胃虚寒者慎用。夏日表虚多汗者慎用。

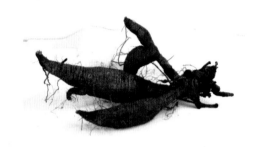

养生食谱

◆ 葛根茶

配　　方：葛根25克，绿茶3克。

做　　法：葛根洗净，切薄片，加水煮沸取汁，趁热加入茶叶，5分钟后即可。每日1剂。

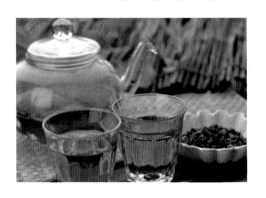

生地黄

滋阴清热兼凉血

别　　　名　生地、地黄、怀生地。

性味归经　味甘，性寒；归心、肝、肾经。

用法用量　煎汤，10～15克。

营养成分

葡萄糖、蔗糖、维生素 A 类物质、氨基酸、多聚糖、地黄素、梓醇、甘露醇、生物碱等。

降三高功效

生地黄中富含多聚糖，对血糖产生明显的调节作用，显著降低血糖，还能降低血脂。此外，生地黄对高血压有明显降压作用，可辅助治疗糖尿病性高血压病。

良方妙方

1. 糖尿病：麦冬、生地黄、知母各 12 克，天花粉 10 克，黄连 5 克。水煎服，每日 1 剂。

2. 便秘：生大黄 10 克，决明子 15 克，生地黄 30 克，大枣 5 枚，水煎服。

功用疗效

清热凉血，养阴，生津。用于热病舌绛烦渴，阴虚内热，骨蒸劳热，内热消渴，吐血，衄血，发斑发疹。

注意事项

脾虚泄泻、胃寒食少的人慎服。胸膈有痰者慎服。

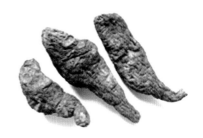

养生食谱

◆ 地黄乌鸡汤

配　　方：乌骨鸡 1 只，猪肉 100 克，生地黄 10 克，红枣 10 个，姜、葱、盐、味精、料酒各适量。

做　　法：

1. 生地黄浸泡 5 小时切片，猪肉切片，乌骨鸡去内脏，切成小块，用热水氽烫去除血水。

2. 锅置火上，放入乌鸡块、猪肉片、地黄片、红枣、姜，烧开后加入盐、料酒、味精、葱调味即可。

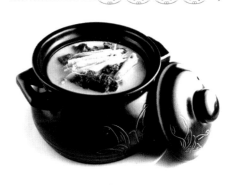

三七

调节血糖，促进造血

别　　　名	田七、滇七、参三七、汉三七、山漆、金不换、血参。
性味归经	味甘、微苦，性温；归肝、胃经。
用法用量	煎汤，3～9克；研末，1～3克；或入丸、散。外用：适量，磨汁涂；或研末调敷。

营养成分

人参皂苷、三七皂苷、三七素、人参炔三醇、谷氨酸、精氨酸、赖氨酸、三七多糖、铁、铜、锰、锌、镍、钒、钼、氟等。

降三高功效

三七中富含三七皂苷，这种成分对血糖的影响取决于人体的状态及机体血糖水平，可升高或降低血糖，三七调节血糖具有双向性，血糖高者可调低，血糖低者可调高。

良方妙方

三七粉3克（冲服）。适应于糖尿病肾阴亏虚证。

功用疗效

散瘀止血，消肿定痛。用于咯血，吐血，衄血，便血，崩漏，外伤出血，胸腹刺痛，跌扑肿痛。

注意事项

体质虚弱、免疫力低下的人适用，心脑血管疾病、高血压、高血脂及贫血、各类血症患者适用。工作压力大及饮酒多的人适用。

养生食谱

◆ 三七花茶

配　方：三七花3～5克，冰糖适量。

做　法：在杯中放入三七花，冲入沸水，闷泡5分钟，调入冰糖即可。

功　效：降低血压、血脂，镇静安神。

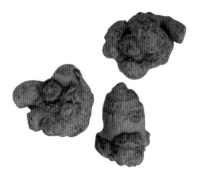

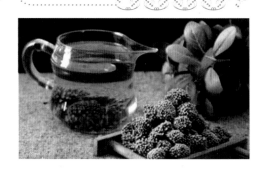

第二节 10 种降压良方

天麻钩藤汤

[组　成] 天麻、黄芩、川牛膝各 15 克，钩藤、赤茯神、桑寄生、杜仲、益母草、夜交藤各 20 克，石决明 25 克，栀子 10 克。

[用　法] 先将石决明加水煎煮 30 分钟，而后加入其余药（钩藤最后下），共煎 2 遍，早、晚分服，每日 1 剂。

[功　用] 平肝潜阳。

[适应证] 用于肝阳上亢型高血压病。症见头晕，头痛，腰膝酸软，失眠心烦，面红。

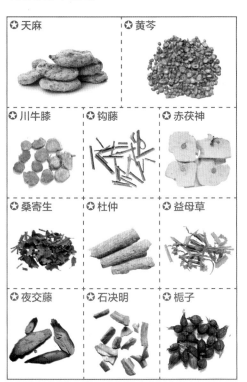

平肝潜降汤

[组　成] 钩藤 30~80 克，生龙骨、牡蛎、生代赭石、石决明各 20 克，紫石英 15 克，防风 8 克，菊花、僵蚕、胆南星、地龙、川大黄、石菖蒲各 10 克。

[用　法] 将钩藤研粗末备用。先将生龙骨、牡蛎、石决明、紫石英加水煎 30 分钟，入钩藤粗末和其他药，再煎煮 15 分钟过滤，加水煎煮 2 遍，将 2 次所煎药液混匀，早、晚 2 次温服，每日 1 剂。

[功　用] 平肝潜阳降火。

[适应证] 用于阳亢引动痰火高血压。症见眩晕，头痛，急躁易怒，面色潮红，便结。

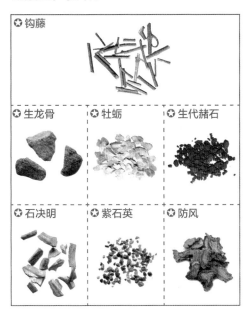

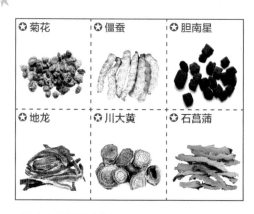

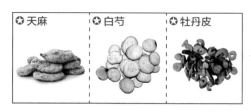

桑地清肝汤

[组　成]桑白皮、地骨皮各30克，生地黄、玄参、钩藤各15克，天麻、白芍、牡丹皮各10克。

[用　法]先将诸药用水浸泡30分钟，再放火上煎30分钟，每剂药煎3次。将3次所煎药液混匀，上午8时服第1次，下午3时服第2次，晚上8时服第3次，每日1剂，20日为1个疗程，可连续服用2~3个疗程。

[功　用]清肝降压。

[适应证]用于肝阳偏亢、痰火上扰型高血压病。症见头痛，眩晕，烦躁，口渴，胸闷，心悸，肢麻。

丹栀降压汤

[组　成]牡丹皮、栀子、黄芩、菊花、柴胡、白芍药、茯苓、夏枯草、钩藤各15克，当归9~12克，薄荷9克。

[用　法]上述诸药同加水煎，共煎2次，将2次所煎药液混匀，分早、中、晚3次服，每日1剂。

[功　用]平肝潜阳。

[适应证]用于肝阳上亢型高血压病。症见头目胀痛，目眩耳鸣，心烦口苦，胸胁胀闷。

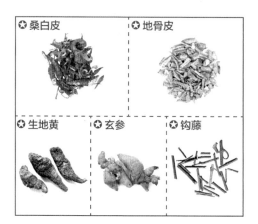

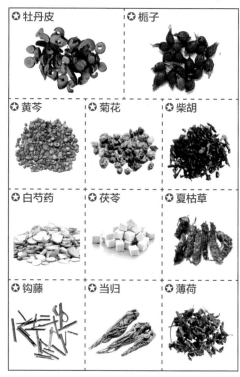

息风降压汤

[组　成]旋覆花、全瓜蒌、天麻、钩藤、牛膝各15克，陈胆星、制半夏各10克，牛角丝20克，珍珠母25克，蜈蚣3条，全蝎5克，代赭石30克，石决明40克。

[用　法]每日1剂，水煎2次分服。

[功　用]镇肝息风，清热化痰。

[适应证]用于肝阳上亢型高血压病。症见头痛头晕，肢体麻木，舌红。

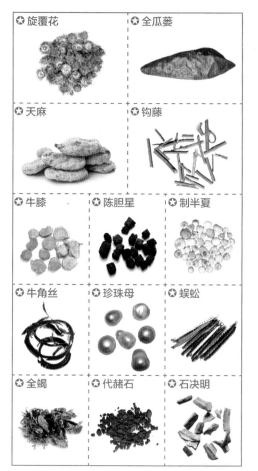

平肝降压汤

[组　成]苦参、茺蔚子、山楂、磁石、牛膝、天竺黄各15克，决明子、槐花各20克，五味子10克。

[用　法]每日1剂，水煎2次，将2次所煎药液混匀，日服2次。用本方忌辛辣厚味、烟酒等。

[功　用]清泻痰浊，育阴潜阳。

[适应证]用于肝阳上亢或痰火上扰型高血压病。症见头痛，目眩，急躁易怒，口干，胸闷，脉弦滑。

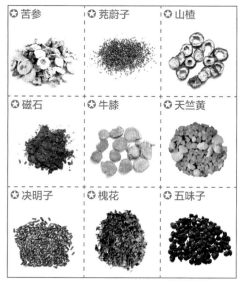

丹芪芍药汤

[组　成]黄芪、丹参、粉葛根、石决明各30克，黄芩、栀子、赤芍药、钩藤各10克，川芎、牛膝、杜仲各15克，泽泻20克，益母草、桑寄生、天麻各12克。

[用　法]石决明加水先煎30分钟，再放其余药（钩藤除外）同煎20分钟后入钩藤，煎煮10分钟倒出药液，加水煎20分钟，将2次所煎药液混匀，早、晚各服1次，每日1剂。

[功　用]平肝潜阳。

[适应证]用于肝阳上亢型高血压病。症见头晕头痛，耳鸣健忘，五心烦热。

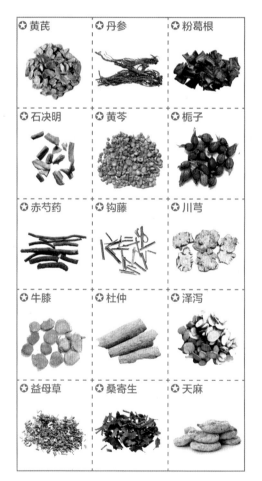

杜仲活络汤

[组　成]杜仲、钩藤（包煎）各30克，十大功劳木、鸡血藤各15克，夏枯草9克。

[用　法]除钩藤外，其余4味药先加水煎20分钟，后入钩藤煎10分钟，倒出药液再加水煎，将2次所煎药液混匀，早、晚分服，每日1剂。

[功　用]平肝潜阳，息风止痉。

[适应证]用于肝阳亢盛型高血压病。症见头晕头痛，腰膝酸软，肢体麻木。

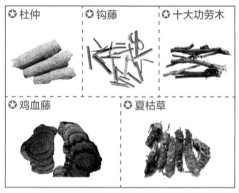

复方杜仲汤

[组　成]生杜仲、黄芩、黄芪、钩藤、生地黄、当归、川芎各90克，夏枯草40克，益母草60克，龙眼肉、藁本各75克，槐花45克。

[用　法]诸药加水750毫升，煎至100毫升，分早、中、晚3次温服，10日为1个疗程。

[功 用]平肝潜阳。

[适应证]用于肝阳上亢型高血压病。症见头晕头痛，视物模糊，目赤，耳如蝉鸣，肢麻。

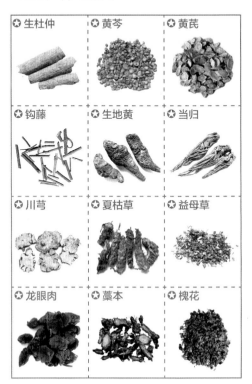

益气化痰汤

[组 成]黄芩、代赭石、甘草各30克，党参15克，陈皮6克，法半夏12克，决明子24克，白术9克。

[用 法]代赭石先煎30分钟，再放入其余药共煎2次，将2次所煎药液混匀，早、晚分服，每日1剂。

[功 用]健脾益气化痰。

[适应证]用于气虚痰阻型高血压病。症见精神不振，四肢乏力，眩晕耳鸣，恶心纳少，呕吐痰涎，便溏。

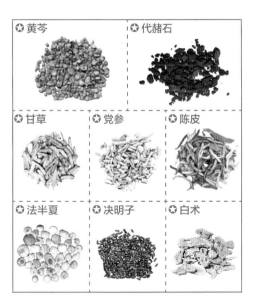

第三节 8 种降糖良方

消渴方

[组 成] 黄连末 2 克，天花粉末 10 克，人乳（或牛乳）80 毫升，藕汁 50 毫升，生地黄汁 30 毫升，蜂蜜 10 毫升，生姜汁 3 滴。

[用 法] 上药搅拌成膏，开水送服。

[功 用] 清热生津，滋阴润燥。

[适应证] 用于肺热津伤（上消）型糖尿病。症见烦渴多饮，口干舌燥，尿频量多，舌边尖红，苔薄黄，脉洪数。

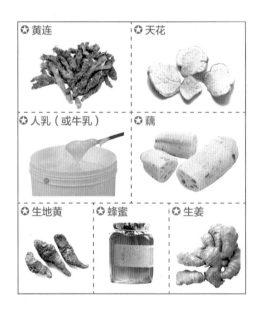

玉泉丸

[组 成] 麦冬（去心，晒）、人参、茯苓、黄芪（半生，半蜜炙）、乌梅肉（焙）、甘草各 30 克，天花粉、干葛各 45 克。

[用 法] 上药为末，炼蜜为丸，如弹子大。每服 1 丸，温汤嚼下。

[功 用] 益气养阴，生津止渴。

[适应证] 用于肺热津伤（上消）型糖尿病。治疗因胰岛功能减退而所致的物质代谢、碳水化合物代谢紊乱，血糖升高之糖尿病，肺胃肾阴亏损，热病后期。

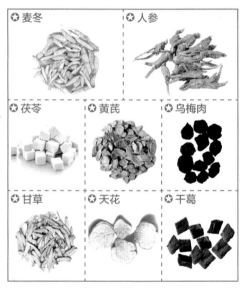

二冬汤

[组 成] 天冬（去心）6 克，麦冬（去心）9 克，天花粉 3 克，黄芩、知母各 3 克，甘草、人参各 1.5 克。

[用 法] 加荷叶 3 克，水煎服。

[功 用] 养阴润肺，生津止渴。

[适应证]用于肺热津伤（上消）型糖尿病。症见口渴多饮。

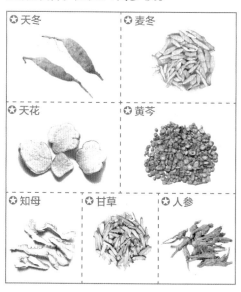

玉女煎

[组　成]石膏15～30克，熟地黄9～30克，麦冬6克，知母、牛膝各5克。

[用　法]水煎服。

[功　用]清胃滋阴。

[适应证]用于胃热炽盛（中消）型糖尿病。症见多食易饥，口渴，尿多，形体消瘦，大便干燥，苔黄，脉滑实有力。

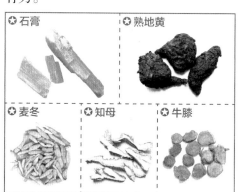

白虎加人参汤

[组　成]石膏30克，知母、粳米、人参各9克，炙甘草6克。

[用　法]水煎服。

[功　用]清热泻火，益气生津。

[适应证]用于胃热炽盛（中消）型糖尿病。症见气分热盛，津气两伤，大热烦渴，汗多气短，脉大无力。

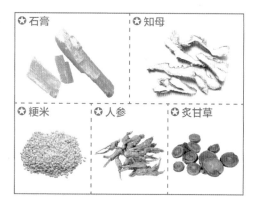

七味白术散

[组　成]人参7克，茯苓、炒白术、葛根、藿香叶各15克，甘草3克，木香6克。

[用　法]上药为粗末，每服9克，水煎服。

[功　用]健脾益气，和胃生津。

[适应证]用于脾胃虚弱、津虚内热证，呕吐泄泻，肌热烦渴。

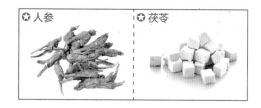

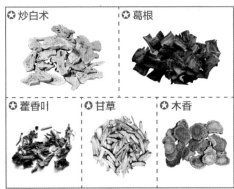

六味地黄丸

[组　成]熟地黄24克，山茱萸、干山药各12克，泽泻、牡丹皮、茯苓（去皮）各9克。

[用　法]上药为末，炼蜜为丸，如梧桐子大。空心温水化下三丸。

[功　用]滋补肝肾。

[适应证]用于肾阴亏虚（下消）型糖尿病。症见尿频量多，混浊如脂膏，或尿甜，腰膝酸软，乏力，头晕耳鸣，口干唇燥，皮肤干燥、瘙痒，舌红、少苔，脉细数。

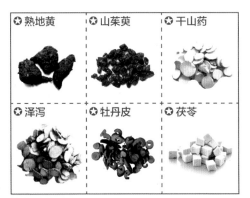

金匮肾气丸

[组　成]干地黄240克，山茱萸、山药各120克，泽泻、茯苓、牡丹皮各90克，桂枝、附子各30克。

[用　法]上药研末，炼蜜为丸，每次服6～9克，每日1～2次，开水或淡盐汤送下；或作汤剂，用量按原方比例酌定。

[功　用]补肾助阳。

[适应证]用于阴阳两虚（下消）型糖尿病。症见小便频数，混浊如膏，甚至饮一溲一，面容憔悴，耳轮干枯，腰膝酸软，四肢欠温，畏寒肢冷，阳痿或月经不调，舌苔淡白而干，脉沉细无力。

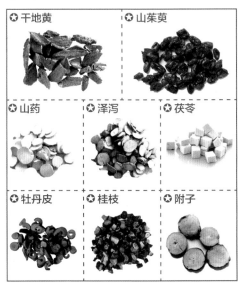

第四节 9 种降脂良方

二陈汤

[组　成]半夏、橘红各 15 克，白茯苓 9 克，炙甘草 5 克。

[用　法]加生姜 3 克，乌梅 1 个，水煎服。

[功　用]燥湿化痰，理气和中。

[适应证]用于痰湿内阻型高脂血症。症见胸脘满闷，胃纳呆滞，头晕身重，大便不畅，舌苔白腻，脉象弦滑。

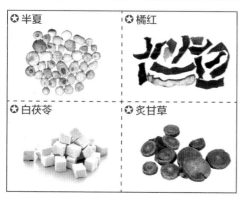

瓜蒌薤白半夏汤

[组　成]瓜蒌、半夏各 12 克，薤白 9 克，白酒适量。

[用　法]水煎服。

[功　用]通阳散结，祛痰宽胸。

[适应证]用于痰湿内阻型高脂血症。

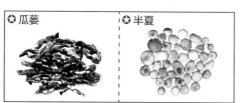

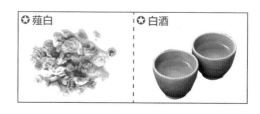

六君子汤

[组　成]党参、白术、茯苓（去皮）、陈皮、炙甘草各 9 克，半夏 12 克。

[用　法]水煎服。

[功　用]益气健脾，燥湿化痰。

[适应证]用于痰湿内阻型高脂血症。

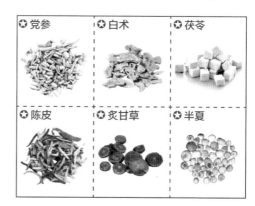

柴胡疏肝散

[组　成]柴胡、陈皮（醋炒）各 6 克，川芎、枳壳（麸炒）、芍药、香附各 4.5 克，炙甘草 1.5 克。

[用　法]水煎服。

[功　用]疏肝解郁，行气止痛。

[适应证]用于气滞血瘀型高脂血症。症见胸痹心痛，痛处固定，或兼

见健忘、失眠、心悸、精神不振，面色或唇色紫暗，舌有紫斑或瘀点，脉弦涩或细涩。

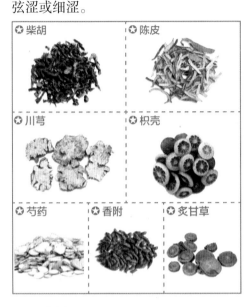

逍遥散

[组　成]柴胡、当归、白芍、白术、茯苓各9克，炙甘草4.5克。

[用　法]上药共为细末，每服6～12克，用生姜、薄荷少许煎汤冲服，每日3次；若作汤剂，用量按原方比例酌减。

[功　用]疏肝解郁，养血健脾。

[适应证]用于气滞血瘀型高脂血症。

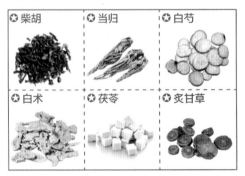

杞菊地黄丸

[组　成]熟地黄24克，山茱萸、干山药各12克，泽泻、牡丹皮、茯苓（去皮）、枸杞子、菊花各9克。

[用　法]上药为细末，炼蜜为丸，每次服9克，每日2次，温开水送下。

[功　用]滋阴潜阳，疏风止痛。

[适应证]用于肝肾阴虚型高脂血症。症见腰膝酸软，口燥咽干，头晕耳鸣，右胁隐痛，手足心热，舌质红，少苔，脉弦细。

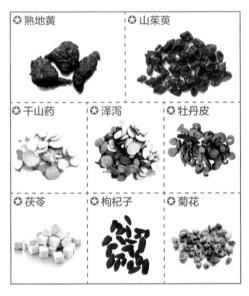

左归饮

[组　成]熟地黄9克，山药、枸杞子、山茱萸各6克，茯苓4.5克，炙甘草3克。

[用　法]水煎服。

[功　用]补肾益阴。

[适应证]用于肾阴虚型高脂血症。

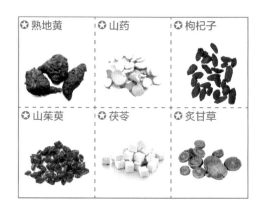

附子理中丸

[组　成]附子（炮，去皮、脐）、人参（去芦）、炮干姜、炙甘草、白术各 90 克。

[用　法]上为细末，炼蜜为丸。每服一丸（6 克），以水一盏，化开，煎至七分，稍热服之，空心食前。

[功　用]温阳祛寒，补气健脾。

[适应证]用于脾肾阳虚型高脂血症。症见腰膝酸软，畏寒肢冷，脘痞腹胀，夜尿频多，大便不实，舌质淡，苔薄白，脉沉迟。

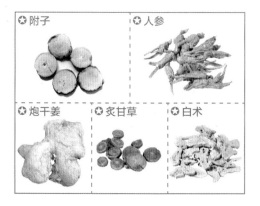

右归饮

[组　成]山茱萸 3 克，熟地黄 6～30 克，炒山药、枸杞子、炙甘草、杜仲、肉桂各 6 克，制附子 9 克。

[用　法]水煎服。

[功　用]温肾填精。

[适应证]用于脾肾阳虚型高脂血症。症见肾阳不足，气怯神疲，腹痛腰酸，肢冷，脉细；或阴盛格阳，真寒假热之证。

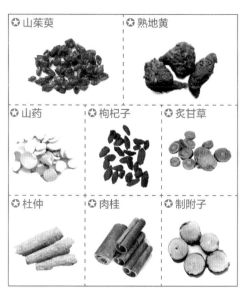

第四章

穴位理疗——小动作，降三高快

第一节 找准穴位的方法技巧

正确取穴对艾灸、拔罐、按摩、刮痧疗效的关系很大。因此，准确地选取腧穴，也就是腧穴的定位，一直为历代医家所重视。

骨度分寸法

骨度分寸法，始见于《灵枢·骨度》篇。是以骨节为主要标志测量周身各部的大小、长短，并依其比例折算尺寸作为定穴标准的方法。不论男女、老少、高矮、肥瘦都是一样。如腕横纹至肘横纹作12寸，也就是将这段距离划成12等份，取穴就以它作为折算的标准。常用的骨度分寸见下页常用骨度分寸表。

手指比量法

以患者手指为标准来定取穴位的方法，又称"同身寸"。由于生长规律的缘故，人类机体的各个局部间是相互关联的。由于选取的手指不同，节段也不同，手指比量法可分作以下几种。

中指同身寸法：是以患者的中指中节屈曲时内侧两端纹头之间作为1寸，可用于四肢部取穴的直寸和背部取穴的横寸。

拇指同身寸法：是以患者拇指指关节的横度作为1寸，亦适用于四肢部的直寸取穴。

横指同身寸法：亦名"一夫法"，是令患者将食指、中指、无名指和小指并拢，以中指中节横纹处为准，四指横量作为3寸。

体表标志取穴法

根据人体表面所具特征的部位作为标志，而定取穴位的方法称为体表标志取穴法，又称自然标志取穴法。人体的自然标志有两种：

◤ 固定标志法

固定标志法即是以人体表面固定不移，又有明显特征的部位作为取穴标志的方法。如人的五官、爪甲、乳头、肚脐等作为取穴的标志。

◤ 活动标志法

活动标志法是依据人体某局部活动后出现的隆起、凹陷、孔隙等作为取穴标志的方法。如曲池屈肘取之。

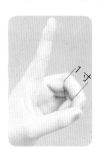
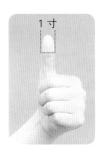
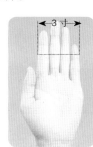

常用骨度分寸表

分部	起止点	常用骨度	度量法	说明
头部	前发际至后发际	12寸	直寸	如前后发际不明，从眉心量至大椎穴作18寸，眉心至前发际3寸，大椎穴至后发际3寸
	耳后两完骨（乳突）之间	9寸	横寸	用于量头部的横寸
胸腹部	天突至歧骨（胸剑联合）	9寸	直寸	胸部与肋部取穴直寸，一般根据肋骨计算，每一肋骨折作1寸6分（天突至璇玑可作1寸，璇玑至中庭，各穴间可作1寸6分计算
	歧骨至脐中	8寸		
	脐中至横骨上廉（耻骨联合上缘）	5寸		
	两乳头之间	8寸	横寸	胸腹部取穴的横寸，可根据两乳头之间的距离折量。女性可用左右缺盆穴之间的宽度来代替两乳头之间的横寸
背腰部	大椎以下至尾骶	21椎	直寸	背部腧穴根据脊椎定穴。一般临床取穴，肩胛骨下角相当第7（胸）椎，髂嵴相当第16椎（第4腰椎棘突）
	两肩胛骨脊柱缘之间	6寸	横寸	
上肢部	腋前纹头（腋前皱襞）至肘横纹	9寸	直寸	用于手三阴、手三阳经的骨度分寸
	肘横纹至腕横纹	12寸		
侧胸部	腋以下至季胁	12寸	直寸	"季胁"指第11肋端下方
侧腹部	季胁以下至髀枢	9寸	直寸	"髀枢"指股骨大转子高点
下肢部	横骨上廉至内辅骨上廉（股骨内髁上缘）	18寸	直寸	用于足三阴经的骨度分寸
	内辅骨下廉（胫骨内髁下缘）至内踝高点	13寸		
	髀枢至膝中	19寸	直寸	用于足三阳经的骨度分寸；前面相当犊鼻穴，后面相当委中穴；臀横纹至膝中，作14寸折量
	臀横纹至膝中	14寸		
	膝中至外踝高点	16寸		
	外踝高点至足底	3寸		

第二节　头部降三高的特效穴

百会穴
健脑降压很轻松

头为诸阳之会，百脉之宗，而百会穴则为各经脉气会聚之处。经常感觉头昏脑涨、健忘、四肢乏力等，这些都是三高的前兆。经常刺激百会穴具有提神醒脑、疏通经络、缓解疲劳的功效，缓解三高所致的不适。

【定位】

位于头部，当前发际正中直上 5 寸，或两耳尖连线中点处。

百会

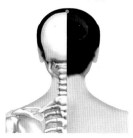

【主治】

痴呆，中风，失语，瘛疭，失眠，健忘，癫狂痫，癔症；头风，头痛，眩晕，耳鸣；脱肛，阴挺，胃下垂，肾下垂。

【功效】

醒脑开窍，安神定志，升阳举陷。

【日常保健】

» 按摩

用手掌或拇指按摩头顶中央的百会穴，每次按顺时针方向和逆时针方向各按摩 50 圈，每日 2 ~ 3 次。坚持按摩，可提神醒脑，有效缓解三高带来的不适。

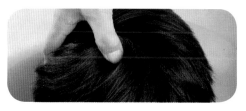

» 艾灸

艾条温和灸，每次灸 10 ~ 15 分钟，可改善三高所致的头昏头痛、失眠、阳气不足、神经衰弱等疾病。

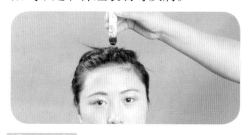

【配伍】

百会 + 太冲 + 曲池

三穴配伍，有疏肝解郁、泻火除烦的作用，可缓解三高所致的失眠、胸闷、口干舌燥等病症。

四神聪穴

促进头部血液循环

四神聪穴为头部经外奇穴，共由4个穴位组成。就像四路大神各自镇守一方，故名"四神聪"。刺激该穴，可促进头部血液循环，增加大脑供血，有疏通血脉、降低血压、消除疲劳、安神助眠的功效。三高患者经常刺激该穴，可有效降低血压，改善头痛、头晕等症状。

【定位】

位于头顶部，当百会前后左右各1寸，共四穴。

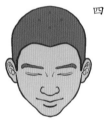

四神聪

【主治】

头痛，眩晕；失眠，健忘，癫痫；目疾。

【功效】

镇静安神，清头明目，醒脑开窍。

【日常保健】

» 按摩

用双手的食指、中指同时点揉四神聪穴，每穴点揉2分钟，以局部有酸胀感为佳。经常点揉四神聪穴可改善高脂血症、失眠、眩晕、健忘等病症。

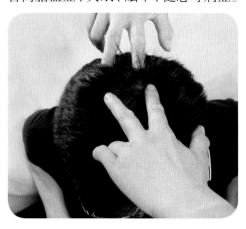

» 刮痧

用刮痧板刮拭四神聪穴50次，力度轻柔，隔天1次，可有效改善三高所致的头痛、眩晕、失眠、健忘等病症。

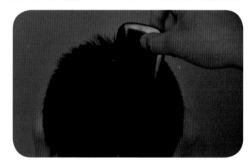

【配伍】

四神聪+太冲+风池

三穴配伍，有散寒止痛、通经活络的作用，可缓解三高所致的头痛、头晕等病症。

四神聪+太阳+印堂

三穴配伍，有提神醒脑、通络止痛的作用，可缓解三高所致的头痛、偏头痛、眩晕等病症。

头维穴

祛风泻火兼止痛

头维穴为足阳明胃经在头角部的腧穴，是足阳明胃经与足少阳胆经、阳维脉交会穴。刺激头维穴可以促进头部血液循环，改善痰湿内阻型三高所致的头部不适。

【定位】

位于头侧部，当额角发际上 0.5 寸，头正中线旁 4.5 寸。

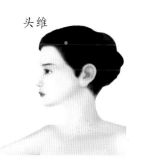

头维

【主治】

头痛，目眩，目痛。

【功效】

祛风泻火，止痛明目。

【日常保健】

» 按摩

用双手拇指按压头维穴，自上向下按摩 1 分钟，再自下向上按摩 1 分钟。然后用双侧掌根按压住两侧头维穴后缓缓揉动，对眉棱骨痛和头痛如裹都有效。

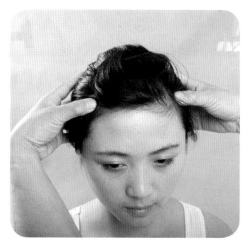

» 艾灸

温针灸 3 ~ 5 壮，艾条灸 5 ~ 10 分钟。可治疗视物不明、偏头痛等症。

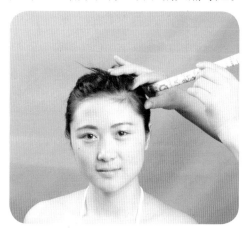

【配伍】

头维 + 合谷 + 曲池

三穴配伍，有疏风清热、通络止痛的作用，可缓解三高所致的目赤肿痛、偏头痛、头痛等病症。

头维 + 攒竹 + 太阳

三穴配伍，有醒脑止痛、明目的作用，可缓解三高所致的目赤肿痛、视物模糊、偏头痛、头痛等病症。

印堂穴

清头明目降三高

印堂穴是人体经外奇穴，能通调十二经脉之气，调和人体阴阳，对全身均起着调整作用。经常刺激印堂穴可使三高患者眩晕耳鸣、头痛脑涨症状减轻，并降低血脂。

【定位】

位于前额部，当两眉头间连线与前正中线之交点处。

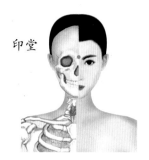

印堂

【主治】

痴呆，痫证，失眠，健忘；头痛，眩晕；鼻衄，鼻渊；小儿惊风，产后血晕，子痫。

【功效】

清头明目，通鼻开窍。

【日常保健】

» 按摩

用拇指或中指指腹按住印堂穴，做上下推的动作，先向上推至发际 10 ~ 20 次后，再向下推至鼻梁 10 ~ 20 次。经常指推此穴可改善三高所致的头痛、眩晕、烦躁等。

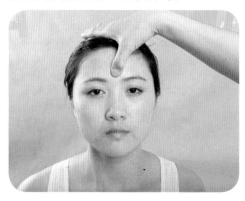

» 艾灸

艾条温和灸灸印堂穴，每日灸 1 次，每次 5 ~ 15 分钟，可有效缓解高脂血症、高血压、眩晕、耳鸣等症。

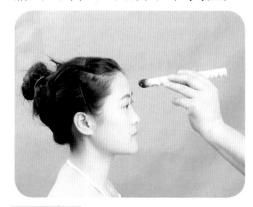

【配伍】

印堂＋百会＋太冲

三穴配伍，有疏肝解郁、醒脑安神的作用，可缓解三高所致的眩晕、头痛、心烦失眠等病症。

印堂＋合谷＋攒竹

三穴配伍，有清热明目、通络止痛的作用，可缓解三高所致的视物模糊、失眠、头痛等病症。

太阳穴

清肝明目止疼痛

太阳穴在中医经络学上被称为经外奇穴，刺激太阳穴可促使大脑血液循环加快，既有降压作用，又可防治脑动脉硬化，可有效地缓解血压升高所致的偏头痛、头晕等症状。

【定位】

位于颞部，当眉梢与目外眦之间，向后约1横指的凹陷处。

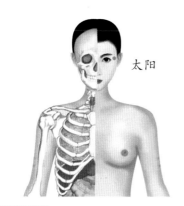

太阳

【主治】

头痛；目疾；面瘫。

【功效】

清肝明目，通络止痛。

【日常保健】

» 按摩

用双手中指指腹揉按太阳穴3～5分钟，可改善三高所致的头痛、头晕、失眠等。

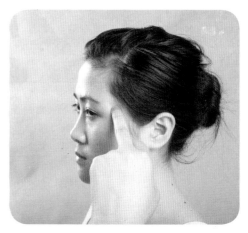

» 艾灸

艾条温和灸灸太阳穴，每日灸1次，每次5～15分钟，可有效缓解高血压、风湿、关节痛、头痛等病症。

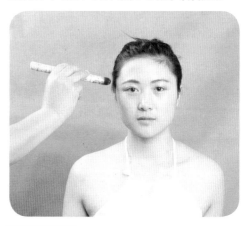

【配伍】

太阳＋神门＋通里

三穴配伍，有安神除烦的作用，可缓解三高所致的头晕、头痛、失眠多梦等病症。

太阳＋列缺

二穴配伍，有通络止痛的作用，可缓解三高所致的眩晕、头痛、偏头痛等病症。

风池穴

平肝息风又解毒

风池穴是足少阳胆经的常用腧穴之一，经常刺激该穴可改善头部血液循环、脑供氧，缓解三高所致的头目胀痛、面红目赤、头晕、心悸等病症。

【定位】

位于项部，当枕骨之下，与风府相平，胸锁乳突肌与斜方肌上端之间的凹陷处。

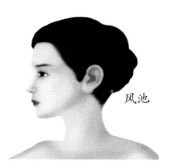

风池

【主治】

中风，癫痫，头痛，眩晕，耳鸣，耳聋；感冒，鼻塞，衄血，目赤肿痛，口眼㖞斜；颈项强痛。

【功效】

平肝息风，祛风解毒，通利官窍。

【日常保健】

» 按摩

用双手拇指揉捏风池穴1～3分钟，以局部有酸胀感为佳。经常揉捏可改善三高所致的头晕、面部烘热、耳中鸣响、头痛发热、颈项强痛等。

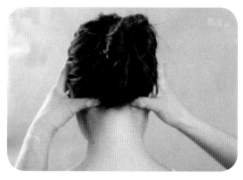

» 艾灸

艾条温和灸灸风池穴，每日灸1次，每次5～15分钟，可有效缓解高血压、头痛、眩晕、颈项强痛、目赤肿痛等症。

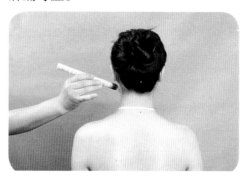

【配伍】

风池＋太阳＋睛明

三穴配伍，有祛风、醒脑、明目的作用，可缓解三高所致的视物模糊、头昏等病症。

风池＋合谷＋头维

三穴配伍，有疏风清热、醒脑止痛的作用，可缓解三高所致的目赤肿痛、头晕、头痛等病症。

风府穴

疏散风邪通官窍

风府穴属奇经八脉之督脉，是治疗和风有关的疾病的首选穴。刺激该穴能疏散风邪，改善脑供血，防治头部不适。

【定位】

位于项部，当后发际正中直上1寸，枕外隆凸直下，两侧斜方肌之间凹陷处。

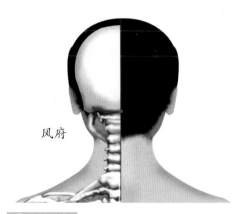

风府

【主治】

中风，癫狂痫，癔症；头痛，眩晕，颈项强痛，咽喉肿痛，暴喑，目痛，鼻衄。

【功效】

散风息风，通关开窍。

【日常保健】

» 按摩

用拇指点按风府穴，其余四指固定住头部，按摩时要稍微用力，能感觉到有股热流窜向前额。每日做3次，每次点按30～50次。可有效缓解头晕、头痛、高脂血症、高血压病、颈项强痛等病症。

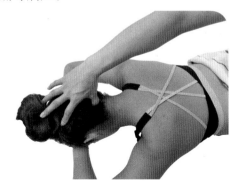

» 刮痧

用刮痧板角部呈45°角刮拭风府穴1～2分钟，以皮肤有酸胀感为佳。可治疗颈项强痛、眩晕等症状。

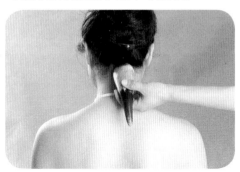

【配伍】

风府＋太冲＋丰隆

三穴配伍，有理气解郁、化痰除湿的作用，可缓解三高所致的恶心欲吐、饮食不佳、胸闷等病症。

风府＋风池＋合谷

三穴配伍，有祛风活络的作用，可缓解三高所致的头晕、目赤肿痛、头痛等病症。

第三节　腹部降三高的特效穴

神阙穴

培元固本理胃肠

神阙属任脉，当元神之门户，故有回阳救逆、开窍苏厥之功效。加之穴位于腹之中部，下焦之枢纽，又邻近胃与大小肠，所以该穴还能健脾胃、理肠止泻。本穴除治高脂血症、中风脱症、厥逆之痰外，还可用于治疗三高所致的腹胀、消化不良、腹泻等病症。

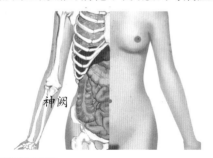

神阙

【定位】

位于腹中部，脐中央。

【主治】

虚脱，中风脱证；腹痛，腹胀，腹泻，痢疾，便秘，脱肛；水肿，小便不利。

【功效】

培元固本，回阳救脱，和胃理肠。

【日常保健】

》按摩

用手掌按揉神阙穴2～3分钟，力度适中，三高患者长期坚持，可改善虚胖、四肢冰冷等症状。

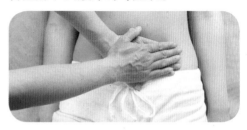

》艾灸

艾条温和灸灸神阙穴，每日灸1次，每次5～15分钟，可有效缓解三高所致的腹痛、便秘、排尿不利、肥胖等症。

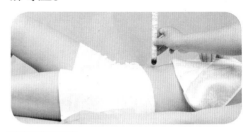

【配伍】

神阙＋膀胱俞

二穴配伍，有调理下焦的作用，可缓解三高所致的便秘、小便失常、脱肛等病症。

关元穴

益肾固本补元气

关元是小肠的募穴，三高并发中枢神经系统或周围神经系统损害，会出现尿急、尿频、夜尿多、尿失禁等泌尿系统失调症状，刺激关元穴，可调节肾与膀胱的功能，起到培补元气的作用。

【定位】

位于脐下3寸，腹中线上。

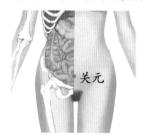

关元

【主治】

中风脱证，虚劳冷惫，羸瘦；少腹疼痛，疝气；腹泻，痢疾，脱肛，便血；五淋，尿血，尿闭，尿频；遗精，阳痿，早泄，白浊；月经不调，痛经，闭经，崩漏，带下，阴挺，恶露不尽，胞衣不下。

【功效】

固本培元，益肾化阳。

【日常保健】

» 按摩

用拇指指腹按揉关元穴3～5分钟，注意不可以过度用力，按揉时只要局部有酸胀感即可。长期按摩，可改善三高所致的失眠。

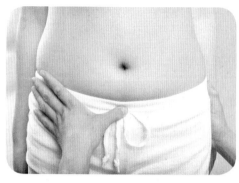

» 艾灸

艾条温和灸灸关元穴3～5分钟，一天1次，可缓解三高所致的肾虚而腰酸等不适症状。

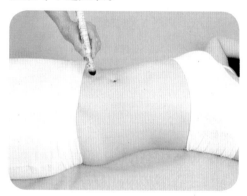

【配伍】

关元+内关+中脘

三穴配伍，有宁心安神、降逆止呕的作用，可缓解三高所致的恶心、呕吐、心烦失眠等病症。

关元+神阙+百会

三穴配伍，有温阳固脱、提神醒脑的作用，可缓解三高所致的头晕、头痛、四肢无力、气喘等病症。

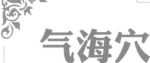

气海穴

行气散滞补元气

气海穴是任脉常用腧穴之一，穴居脐下，为先天元气之海。气海穴能通调一身的气血，经常刺激本穴，还有促进消化吸收的作用，对缓解肥胖症很有效。另外与人体其他穴位配伍运用，还可以缓解三高所致的不适症状。

【定位】

位于下腹部，前正中线上，当脐下 1.5 寸。

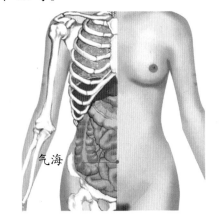

气海

【主治】

虚脱，形体羸瘦，乏力等气虚证；水谷不化，绕脐疼痛，腹泻，痢疾，便秘；小便不利，遗尿；遗精，阳痿，疝气；月经不调，痛经，闭经，崩漏，带下，阴挺，产后恶露不止，胞衣不下。

【功效】

利下焦，补元气，行气散滞。

【日常保健】

» 按摩

用拇指指腹按揉气海穴 3 ~ 5 分钟，局部出现酸、麻、胀感觉为佳。长期坚持，可改善三高所致的四肢无力、大便不通等症状。

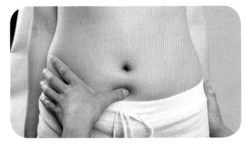

» 艾灸

每日艾条温和灸灸气海穴 10 ~ 20 分钟，长期坚持，可治疗肥胖症兼腹部疼痛等症状。

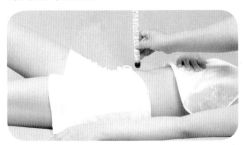

【配伍】

气海 + 关元 + 神阙

三穴配伍，有回阳救逆的作用，可缓解三高所致的四肢厥冷、脑卒中昏迷等病症。

气海 + 脾俞 + 中脘

三穴配伍，有健脾益胃、降逆利水的作用，可缓解三高所致的恶心、呕吐、消化不良、水肿等病症。

膻中穴

理气止痛护心胸

膻中穴是心包经募穴，又是任脉、足太阴、足少阴、手太阳、手少阳经的交会穴。现代医学研究也证实，刺激该穴可调节神经功能，松弛平滑肌，扩张冠状血管及消化道内腔径，还可以缓解三高所致的不适症状。

【定位】

位于胸部，前正中线上，两乳头连线的中点。

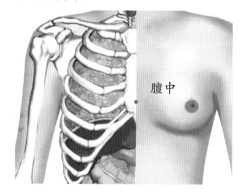

膻中

【主治】

咳嗽，气喘，胸闷，心痛，噎膈，呃逆；产后乳少，乳痈，乳癖。

【功效】

利上焦，宽胸膈，降气通络。

【日常保健】

» 按摩

用拇指或中指自下而上推膻中穴2 ～ 5分钟，以局部出现酸、麻、胀感觉为佳。长期坚持，可改善三高所致的呼吸困难、心悸等症状。

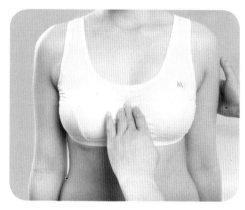

» 艾灸

艾条温和灸灸膻中穴5 ～ 10分钟，每日1次，可改善三高所致的心悸、心绞痛等症状。

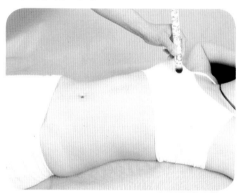

【配伍】

膻中＋内关＋三阴交

三穴配伍，有除烦解郁、宁心安神的作用，可缓解三高所致的气促、心慌、胸闷、失眠等病症。

膻中＋中脘

二穴配伍，有宽胸理气、解郁化滞的作用，可缓解三高所致的恶心欲吐、胸闷、饮食不佳等病症。

中脘穴

和胃健脾降三高

中脘穴属奇经八脉之任脉，八会穴之腑会，为胃之募穴。经常刺激中脘穴，对胃脘胀痛、食欲不振等脾胃病有很好的疗效，还可维护人体胰腺功能，调节血糖。另外，搭配其他穴位，还可缓解高血压带来的不适。

【定位】

位于上腹部，前正中线上，当脐中上4寸。

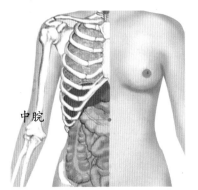

中脘

【主治】

胃痛，腹胀，纳呆，呕吐，吞酸，呃逆，小儿疳积；黄疸；癫狂，脏躁。

【功效】

和胃健脾，降逆利水。

【日常保健】

» 按摩

用中指指腹按压中脘穴约30秒，然后按顺时针方向按揉约2分钟，以局部出现酸、麻、胀感觉为佳。长期坚持，可改善三高所致的便秘、头痛等病症。

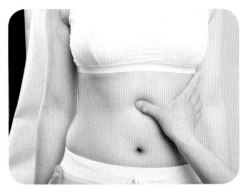

» 艾灸

艾条温和灸灸中脘穴5～10分钟，每日1次。常灸中脘穴，可以治疗三高所致的头痛、失眠等症状。

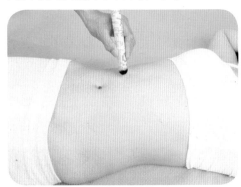

【配伍】

中脘＋百会＋神门

三穴配伍，有醒脑安神的作用，可缓解三高所致的眩晕、头痛、心烦失眠等病症。

中脘＋膻中＋丰隆

三穴配伍，有降逆止呕、化痰除湿的作用，可缓解三高所致的恶心、胸闷、呕吐、痰多等病症。

章门穴

利肝健脾调三高

章门穴是足厥阴肝经上的重要穴道之一，此穴为脏会穴，统治五脏疾病。凡和五脏相关的疾病都可以通过刺激章门穴得到治疗和缓解。故因五脏功能失和而致的三高可以适当刺激本穴。

三高患者长期坚持能够治疗腹痛、腹胀、胸胁痛。

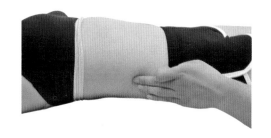

【定位】

位于侧腹部，当第11肋游离端的下方。

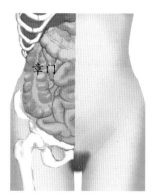

【主治】

腹痛，腹胀，肠鸣，腹泻，呕吐；胁痛，黄疸，痞块。

【功效】

疏肝健脾，理气散结，清利湿热。

【日常保健】

» 按摩

用双手中指指端按压此穴位，并且做环状运动。每日2次，每次2分钟。

» 刮痧

用刮痧板边缘从上而下刮拭章门穴3～5分钟，以皮肤有酸胀感为佳。三高患者隔天刮拭1次，可降压降脂，缓解三高所致的不适症状。

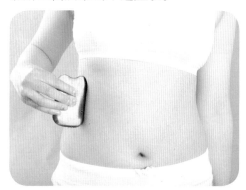

【配伍】

章门＋中脘＋足三里

三穴配伍，有降逆止呕的作用，可缓解三高所致的恶心、胸闷、呕吐等病症。

章门＋肝俞＋太冲

三穴配伍，有理气止痛、疏肝解郁的作用，可缓解三高所致的心烦、胸胁胀痛等病症。

第四节　背部降三高的特效穴

心俞穴

理气宁心补气血

心俞属足太阳膀胱经，为心的背俞穴，与心脏联系密切，善于散发心室之热。心脏功能的强弱和血液循环的盛衰，直接影响全身的营养状况。适当刺激心俞穴能有效调节心脏功能，补充心神气血，达到保护心脏的目的。

【定位】

位于背部，当第5胸椎棘突下，旁开1.5寸。

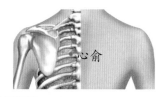

心俞

【主治】

心痛，惊悸，失眠，健忘，癫痫；咳嗽，咯血；盗汗，遗精。

【功效】

宽胸理气，通络安神。

【日常保健】

» 按摩

用两手拇指指腹按揉心俞穴3~5分钟，以皮肤有酸胀感为佳。每日坚持，能够缓解三高所致的心痛、心悸等病症。

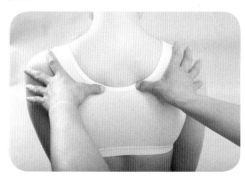

» 艾灸

艾条温和灸灸心俞穴5~10分钟，每日1次。可以治疗三高所致的胸痛、心悸、失眠等病症。

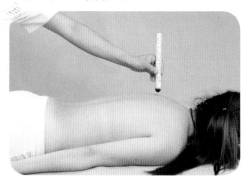

【配伍】

心俞＋内关＋百会

三穴配伍，有醒脑安神的作用，可缓解三高所致的头晕、头痛、心悸、失眠等病症。

肺俞穴

补虚清热两不误

肺俞穴属足太阳膀胱经，为肺之背俞穴，是治疗肺脏疾病的要穴。三高并发症所致微小血管病变及神经病变对心肺造成很大的伤害，刺激肺俞穴可调节心肺功能，有效调理三高及其所致的胸闷、气喘、潮热、盗汗等病症。

【定位】

位于背部，当第3胸椎棘突下，旁开1.5寸。

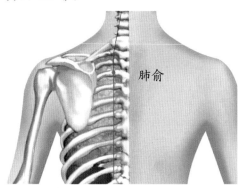

【主治】

咳嗽，气喘，咯血；骨蒸潮热，盗汗；瘙痒，瘾疹。

【功效】

解表宣肺，肃降肺气。

【日常保健】

» 按摩

用两手拇指指腹按揉肺俞穴3～5分钟，以皮肤有酸胀感为佳。每日坚持，能够缓解三高所致的气喘、潮热、盗汗等病症。

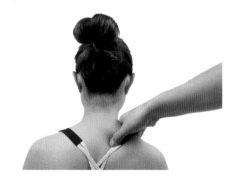

» 艾灸

艾条温和灸灸肺俞穴5～10分钟，每日1次。可改善胸闷、咳嗽、气喘等，缓解三高并发症所致的不适症状。

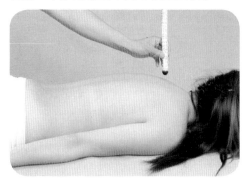

【配伍】

肺俞＋中脘＋三阴交

三穴配伍，有化痰降逆、滋阴清热的作用，可缓解三高所致的恶心、呕吐、咳痰、潮热盗汗等病症。

肺俞＋膻中

二穴配伍，有理气化痰的作用，可缓解三高所致的咳嗽、气喘、胸闷、恶心等病症。

肾俞穴

强壮肾气的要穴

肾俞穴属足太阳膀胱经，为肾之背俞穴，善于外散肾脏之热，培补肾元。刺激肾俞穴可促进肾脏的血流量，改善肾脏的血液循环，有效缓解肾虚所致的三高，还能改善耳鸣、耳聋、水肿、腰膝酸软等病症。

【定位】

位于腰部，当第2腰椎棘突下，旁开1.5寸。

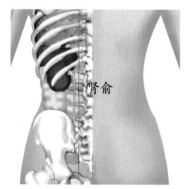

肾俞

【主治】

头晕，耳鸣，耳聋，腰酸痛；遗尿，遗精，阳痿，早泄，不育；月经不调，带下，不孕；消渴。

【功效】

益肾助阳，强腰利水。

【日常保健】

» 按摩

用双手拇指按揉肾俞穴100～200次，力度适中，按至局部有酸胀感为宜。每日坚持，能够缓解肾气不足所致的腰膝酸软、下肢无力、疼痛等不适症状。

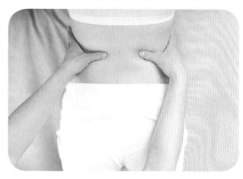

» 艾灸

艾条温和灸灸肾俞穴5～10分钟，每日1次。可改善耳鸣、耳聋、腰痛等，缓解三高并发症所致的不适症状。

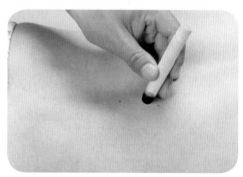

【配伍】

肾俞＋命门＋关元

三穴配伍，有益肾助阳、培补元气的作用，可缓解三高所致的耳鸣、头晕、腰膝酸软等病症。

肾俞＋八髎＋膀胱俞

三穴配伍，有调理下焦的作用，可缓解三高所致的水肿、小便失常等病症。

命门穴

生命的重要门户

命门穴属奇经八脉之督脉，古称命门为"水火之府，为阴阳之宅，为精气之海，为死生之窦"，又言"命门中乎两肾"，故命门穴能温补元阳、补肾培元而强腰膝、补筋骨，对三高也有一定的疗效。

【定位】

位于腰部，当后正中线上，第2腰椎棘突下凹陷中。

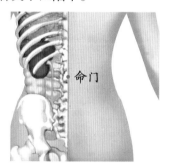

命门

【主治】

腰脊强痛，下肢痿痹；月经不调，赤白带下，痛经，闭经，不孕；遗精，阳痿，精冷不育，小便频数；小腹冷痛，腹泻。

【功效】

培元固本，强健腰膝。

【日常保健】

» 按摩

用拇指揉按命门穴100 ~ 200次，力度先由轻至重，以局部有酸麻胀感为宜。长期坚持，可治疗脾肾阳虚型腰脊强痛、遗精等病症。

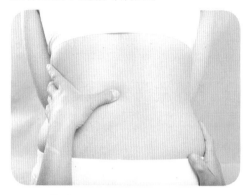

» 艾灸

艾条温和灸灸命门穴5 ~ 10分钟，每日1次。可以治疗三高所致的虚损腰痛、惊恐、手足逆冷等病症。

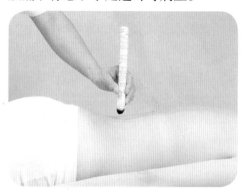

【配伍】

命门＋三焦俞＋膀胱俞

三穴配伍，有调理下焦的作用，可缓解三高所致的小便失常、水肿等病症。

命门＋肾俞＋太溪

三穴配伍，有强肾固精的作用，可缓解三高所致的四肢无力、腰膝酸软、遗尿等病症。

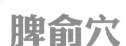

脾俞穴

益气健脾调血糖

脾俞穴属足太阳膀胱经，为脾之背俞穴，内应脾脏，为脾经经气转输之处，善利脾脏水湿。刺激该穴可增强脾脏的运化功能，促进消化吸收，减少血液中的血糖数值。该穴主治脾的病症，尤其是因消化功能减弱而致的身体虚弱。

【定位】

位于背部，当第 11 胸椎棘突下，旁开 1.5 寸。

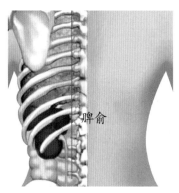

脾俞

【主治】

腹胀，纳呆，呕吐，腹泻，痢疾，便血，水肿；多食善饥，身体消瘦；背痛。

【功效】

健脾和胃，利湿升清。

【日常保健】

» 按摩

用拇指指腹按揉脾俞穴 100 ~ 200 次，力度适中，能够缓解三高所致的腹胀、呕吐、泄泻等病症。

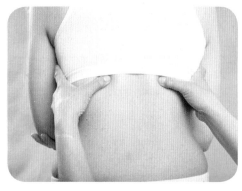

» 艾灸

艾条温和灸灸脾俞穴 5 ~ 10 分钟，每日 1 次。可以治疗三高所致的水肿、背痛等病症。

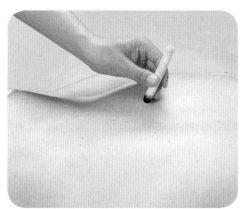

【配伍】

脾俞 + 肝俞 + 章门

三穴配伍，有理气解郁的作用，可缓解三高所致的腹胀、胁痛、便秘等病症。

脾俞 + 胃俞 + 足三里

三穴配伍，有燥化脾湿、生发胃气的作用，可缓解三高所致的脘痞、呕吐、胸闷、体虚瘦弱等病症。

胃俞穴

缓解疲劳的要穴

胃俞穴属足太阳膀胱经，为胃之背俞穴，内应胃腑，是胃的保健穴，可增强人体后天之本。刺激胃俞穴可增强胃的功能，对肠胃疾患有特效，还能调节机体脂类与糖类的代谢，有效缓解三高。

【定位】

位于背部，当第12胸椎棘突下，后正中线旁开1.5寸。

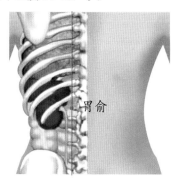

胃俞

【主治】

胃脘痛，呕吐，腹胀，肠鸣；多食善饥，身体消瘦。

【功效】

和胃健脾，理中降逆。

【日常保健】

» 按摩

用拇指指腹稍用力按揉胃俞穴100～200次，以有酸胀感为宜。能够缓解三高所致的腹胀、呕吐、胸胁痛等病症。

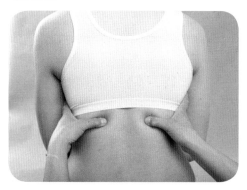

» 艾灸

艾条温和灸灸胃俞穴5～10分钟，每日1次。可以治疗三高所致的胸胁痛、胃脘痛、呕吐等病症。

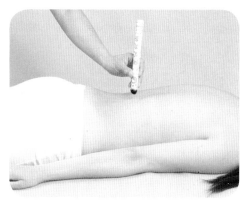

【配伍】

胃俞＋中脘

二穴配伍，有和胃止呕的作用，可缓解三高所致的恶心、呕吐、消化不良等病症。

胃俞＋内关＋梁丘

三穴配伍，有消食化积、安神止痛的作用，可缓解三高所致的腹痛、胃痛、失眠等病症。

第五节 四肢降三高的特效穴

劳宫穴

清心安神治失眠

劳宫穴属手厥阴心包经穴，为心包经之荥穴。刺激劳宫穴，可清心热、泻肝火、祛风通络，改善三高所致神疲乏力、精神萎靡、嗜睡等病症。

【定位】

位于掌区，横平第3掌指关节近端，第2、第3掌骨之间偏于第3掌骨。

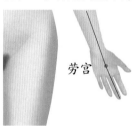

劳宫

【主治】

中风，昏迷，中暑，心痛，烦闷，癫狂痫；口疮，口臭；鹅掌风。

【功效】

提神醒脑，清心安神。

【日常保健】

» 按摩

采用按压、揉擦等方法，左右手交叉进行，每穴各操作10分钟，每日2～3次。可改善三高所致失眠、神经衰弱等病症。

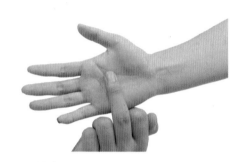

» 艾灸

艾条温和灸灸劳宫穴10～15分钟，每日灸1次。可改善三高所致烦闷、心痛病症。

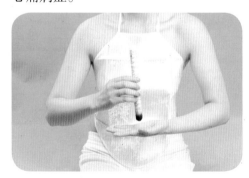

【配伍】

劳宫＋合谷＋太阳

三穴配伍，有醒神、清热、活络的作用，可解三高所致的头晕、面赤、头痛、项强等病症。

神门穴

调理气血安心神

神门穴属手少阴心经，是心经的原穴，刺激该穴有宁心安神等功效，对治疗三高所致的失眠、心悸、心烦有良好的效果。

【定位】

位于腕部，腕掌侧横纹尺侧端，尺侧腕屈肌腱的桡侧凹陷处。

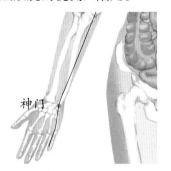

神门

【主治】

心病，心烦，惊悸，怔忡，健忘，失眠，癫狂痫；胸胁痛。

【功效】

调理气血，安神定志。

【日常保健】

» 按摩

一手拇指掐住神门穴大约 30 秒，然后松开 5 秒，反复操作，直到出现酸、麻、胀感觉为止，左右手交替进行。可改善三高所致前臂麻木、失眠、健忘等病症。

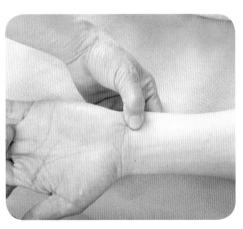

» 艾灸

艾条温和灸灸神门穴，每日灸 1 次，每次灸 5～15 分钟。可改善三高所致健忘、失眠、心烦等病症。

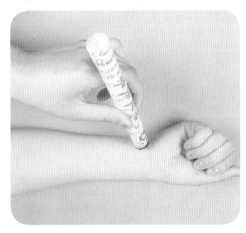

【配伍】

神门 + 心俞 + 膻中

三穴配伍，有宁心安神的作用，可缓解三高所致的胸闷、心悸、失眠等病症。

神门 + 内关 + 百会

三穴配伍，有镇静安神的作用，可缓解三高所致的头晕、头痛、失眠等病症。

合谷穴

开窍醒神理气血

合谷穴属手阳明大肠经，为大肠经之原穴，刺激合谷穴可调节内分泌及体内激素水平，是治疗热病及头面五官各种疾患之要穴。经常刺激本穴能改善脑部血液循环，延缓大脑衰老，调节三高。

【定位】

位于第1、第2掌骨间，当第2掌骨桡侧的中点处。

合谷

【主治】

头痛、目赤肿痛、齿痛、鼻衄、口眼歪斜、耳聋等头面五官诸疾；发热恶寒等外感病症；热病无汗或多汗；闭经、滞产等妇产科病症；牙拔除术、甲状腺手术等口面五官及颈部手术针麻常用穴。

【功效】

祛风解表，开窍醒神，镇静止痛。

【日常保健】

» 按摩

大拇指垂直往下按，做一紧一按一揉一松的按压，按压的力量要慢慢加强，频率为每分钟30次左右，按压穴位时以出现酸、麻、胀感觉为佳。可改善三高所致头痛、耳鸣、目赤肿痛等病症。

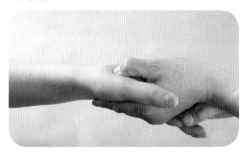

» 艾灸

艾条温和灸每日灸1～2次合谷穴，每次灸20分钟左右，灸至皮肤产生红晕为止。可改善三高所致头痛、目赤肿痛等病症。

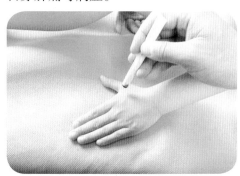

【配伍】

合谷＋曲池＋风池

三穴配伍，有祛风、活络、止痛的作用，可缓解三高所致的头晕、头痛、面痛、面神经麻痹等病症。

合谷＋内关＋中脘

三穴配伍，有清热安神、降逆止呕的作用，可缓解三高所致的胸闷、恶心、呕吐、失眠等病症。

内关穴

调理心胸止疼痛

内关穴属手厥阴心包经，为心包经之络穴，亦为八脉交会穴之一，与阴维脉相通。该穴对胸部心脏部位的止痛效果较明显，经常刺激本穴，可以防治因三高造成的胸部不适。

【定位】

位于前臂前区，腕掌侧远端横纹上2寸，掌长肌腱与桡侧腕屈肌腱之间。

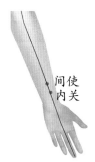

间使
内关

【主治】

心痛，胸闷，心动过速或过缓，胃痛，呕吐，呃逆；中风，偏瘫，眩晕，偏头痛，失眠，郁证，癫狂痫；肘臂挛痛。

【功效】

宁心安神，理气止痛。

【日常保健】

» 按摩

用拇指指腹揉按内关穴100～200次，力度适中，以局部有酸胀感为宜。每日坚持，能够缓解三高所致呕吐、胸闷、心痛等病症。

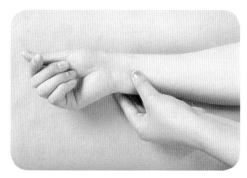

» 艾灸

艾条温和灸灸内关穴，每日灸1次，每次灸5～15分钟。可改善三高所致胃痛、呕吐、眩晕、偏头痛、失眠等病症。

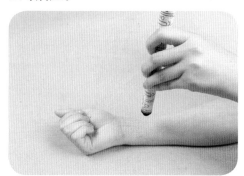

【配伍】

内关＋心俞

二穴配伍，有安神宁心的作用，可缓解三高所致的胸闷、胸痛、心悸、失眠等病症。

内关＋足三里＋中脘

三穴配伍，有和胃止痛的作用，可缓解三高所致的呃逆、呕吐、胃痛等病症。

列缺穴

通经活络治头痛

列缺穴属肺经之络穴，亦是八脉交会穴（通于任脉）。该穴既可治疗外感风邪之头痛项强，又可治疗经气阻滞，气血运行不畅的头痛、项强，缓解三高及其所致的不适。

【定位】

位于前臂桡侧缘，桡骨茎突上方，腕横纹上 1.5 寸，当肱桡肌与拇长展肌腱之间。

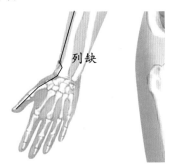

列缺

【主治】

咳嗽，气喘，咽喉肿痛；偏正头痛，齿痛，项强痛，口眼㖞斜；手腕痛。

【功效】

宣肺解表，通经活络，通调任脉。

【日常保健】

» 按摩

每日坚持用拇指指腹揉按列缺穴，每次 1 ~ 3 分钟。可缓解三高所致的健忘、头痛、心悸、气喘等病症。

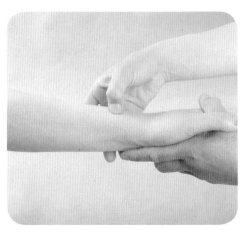

» 艾灸

艾条温和灸灸列缺穴，每日灸 1 次，每次灸 5 ~ 15 分钟。可改善三高所致气喘、头痛等病症。

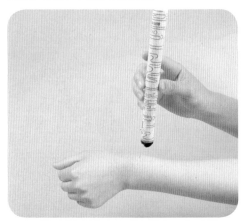

【配伍】

列缺 + 头维

二穴配伍，有通经活络的作用，可缓解三高所致的眩晕、头痛、项强、失眠等病症。

列缺 + 地仓 + 合谷

三穴配伍，有活络止痛的作用，可缓解三高所致的目赤肿痛、头痛、项强、面神经麻痹等病症。

通里穴

清热安神调心脉

通里穴属手少阴心经，是心经络穴，与小肠相络。心开窍于舌，小肠经上走喉嗌，故通里既治心经的心痛、心悸、癔症，又治舌强不语和暴喑，通过络小肠经还可治头晕、目眩。

【定位】

位于前臂掌侧，当尺侧腕屈肌腱的桡侧缘，腕横纹上1寸。

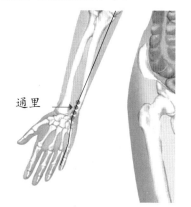

通里

【主治】

心悸，怔忡；舌强不语，暴喑；腕臂痛。

【功效】

清热安神，通经活络。

【日常保健】

» 按摩

用拇指指端和其余四指相对，捏拿通里穴36次为一遍，捏拿3~5遍，具有心舒神安的功效，能防治前臂麻木、心悸。

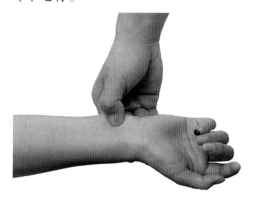

» 艾灸

艾条温和灸灸通里穴，每日灸1次，每次灸5~15分钟。可改善三高所致心悸、怔忡、头痛等病症。

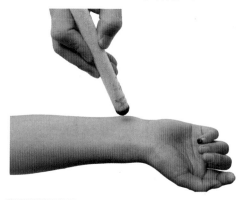

【配伍】

通里+头维+风池

三穴配伍，有清利头目的作用，可缓解三高所致的眼花、眩晕、头痛等病症。

通里+内关+心俞

三穴配伍，有宁心安神的作用，可缓解三高所致的胸闷、心悸、怔忡等病症。

曲池穴

疏风清热降脂降压

曲池穴为大肠经之合穴,对人体的消化系统、血液循环系统、内分泌系统等均有明显的调整作用。经常刺激本穴对血管舒缩功能有调节作用,轻刺激可引起血管收缩,重刺激可引起血管扩张。曲池穴是降脂降压的好穴位。

【定位】

位于肘区,在尺泽与肱骨外上髁连线中点凹陷处。

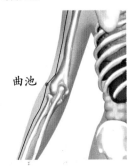

曲池

【主治】

手臂痹痛,上肢不遂;热病;眩晕;腹痛,吐泻;咽喉肿痛,齿痛,目赤肿痛;瘾疹,湿疹,瘰疬;癫狂。

【功效】

解表热,清热毒。

【日常保健】

» 按摩

用拇指指腹掐按曲池穴30～50次,力度适中,以皮肤有酸胀感为佳。可防治高脂血症、高血压、肩臂肘疼痛。

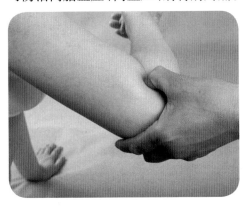

» 艾灸

艾条温和灸曲池穴,每日灸1次,每次灸5～15分钟。可改善三高所致眩晕、目赤肿痛、腹痛等病症。

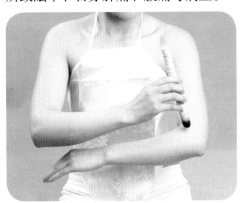

【配伍】

曲池＋风池＋合谷

三穴配伍,有祛风散热、通络止痛的作用,可缓解三高所致的头晕、目赤肿痛、头痛等病症。

曲池＋内关＋神门

三穴配伍,有清热安神的作用,可缓解三高所致的面赤、身热、心烦失眠等病症。

涌泉穴

养生防病万金油

涌泉穴属肾经经脉的第一穴，为肾经井穴。经常刺激本穴对各类亚健康的缓解有很大帮助，可以改善肝肾阴虚型三高所致的精神萎靡、少寐多梦、腰膝酸软等病症。

【定位】

位于足底部，蜷足时足前部凹陷处，约当第2、第3趾缝纹头端与足跟连线的前1/3与后2/3交点上。

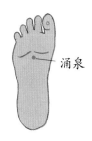

涌泉

【主治】

昏厥，中暑，小儿惊风，癫狂痫，头痛，头晕，目眩，失眠，咯血，咽喉肿痛，喉痹，失音；大便难，小便不利；奔豚气，足心热。

【功效】

滋肾益阴，平肝息风。

【日常保健】

» 按摩

用大拇指从足跟向足尖搓涌泉穴

约1分钟，然后按揉约1分钟。可补肾健身，还可改善疲乏无力、神经衰弱。

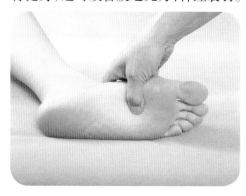

» 艾灸

艾条温和灸灸涌泉穴，每日灸1次，每次灸5~15分钟。可改善三高所致头晕、目眩、头痛、失眠等病症。

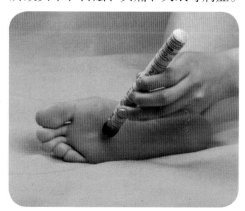

【配伍】

涌泉＋百会＋人中

三穴配伍，有开窍醒脑的作用，可缓解三高所致的四肢厥冷、脑卒中昏迷等病症。

涌泉＋四神聪＋神门

三穴配伍，有清心安神的作用，可缓解三高所致的头晕、头痛、失眠等病症。

行间穴

清肝祛火定心神

行间穴属足厥阴肝经，是肝经荥穴，具有平肝降火、解郁安神的功效。刺激行间穴能防治三高所致的心烦易怒、视物模糊、头晕、头痛、目眩、目赤肿痛等病症。

【定位】

位于足背侧，当第1、第2趾间，趾蹼缘的后方赤白肉际处。

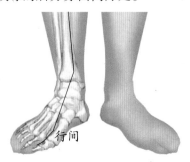

行间

【主治】

中风，癫痫，头痛，目眩，目赤肿痛，青盲，口㖞；月经不调，痛经，闭经，崩漏，带下；阴中痛，疝气；遗尿，癃闭，五淋；胸胁满痛。

【功效】

清肝泄热，凉血安神，息风活络。

【日常保健】

» 按摩

用拇指点按行间穴，稍微用力，以感觉压痛为度，每次3分钟，可缓解三高所致的头痛、耳鸣、耳聋、失眠等病症。

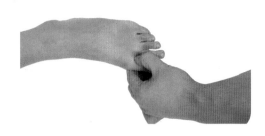

» 艾灸

艾条温和灸灸行间穴，每日灸1次，每次灸5～15分钟。可改善三高所致头晕、头痛、目眩、目赤肿痛等病症。

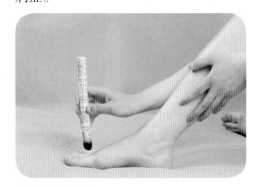

【配伍】

行间＋太阳＋攒竹

三穴配伍，有清热明目、安神止痛的作用，可缓解三高所致的视物模糊、头晕、头痛等病症。

行间＋百会＋风池

三穴配伍，有祛风活络、清热安神的作用，可缓解三高所致的心烦易怒、头痛、项强、失眠等病症。

公孙穴

调和肝脾降三高

公孙穴属足太阴脾经，为足太阴之络穴。肝脾不调，则易出现胸胁胀满窜痛、情志抑郁或急躁易怒、腹痛欲泻等症状。刺激该穴可以治疗脾胃和胸腹部等疾病，还能缓解因三高所致的不适症状。

【定位】

位于足内侧缘，第 1 跖骨基底前下方凹陷处，当太白后 1 寸。

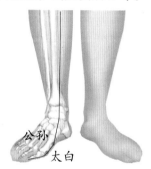

【主治】

胃痛，呕吐，腹痛，腹泻，痢疾；心烦，失眠，狂证；逆气里急，气上冲心（奔豚气）。

【功效】

健脾益胃，通调经脉。

【日常保健】

» 按摩

用拇指掐按公孙穴 100 ~ 200 次，以局部出现酸、麻、胀感觉为佳。每日坚持，可缓解三高所致的便秘、水肿、胃痛等病症。

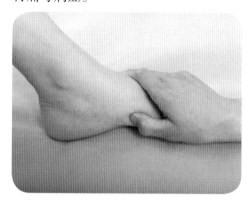

» 艾灸

艾条温和灸灸公孙穴，每日灸 1 次，每次灸 5 ~ 15 分钟。可改善三高所致胃痛、呕吐、腹痛等病症。

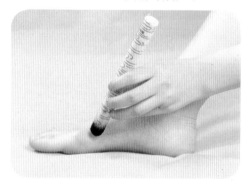

【配伍】

公孙＋丰隆＋膻中

三穴配伍，有健脾化痰的作用，可缓解三高所致的恶心、呕吐痰涎、眩晕等病症。

公孙＋中脘＋足三里

三穴配伍，有消食化积、健脾益胃的作用，可缓解三高所致的腹胀、胸胁胀满等病症。

内庭穴

内火旺盛的克星

内庭穴属足阳明胃经，为胃经之荣穴，擅于泻火止痛，是热证、上火的克星。经常刺激本穴能有效清肝泻火，降三高，并对胃火所致的牙痛、咽喉肿痛、口臭等发热病症有良好的疗效。

【定位】

位于足背，第2、第3趾间，趾蹼缘后方赤白肉际处。

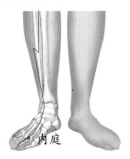

内庭

【主治】

齿痛，咽喉肿痛，鼻衄；热病；吐酸，腹泻，痢疾，便秘；足背肿痛，跖趾关节痛。

【功效】

清胃热，化积滞。

【日常保健】

» 刮痧

用刮痧板角部刮拭内庭穴30次，以出痧为度，隔天1次，可有效缓解三高所致的头晕、头痛、耳鸣、耳聋等病症。

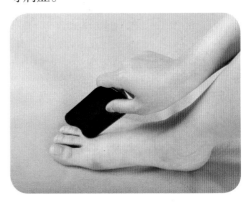

» 艾灸

艾条温和灸灸内庭穴，每日灸1次，每次灸5～15分钟。可改善三高所致泄泻、腹胀、头晕、头痛等病症。

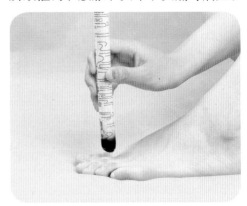

【配伍】

内庭＋上星＋头维

三穴配伍，有清利头目的作用，可缓解三高所致的头晕、目赤肿痛、头痛、偏头痛等病症。

内庭＋曲池＋合谷

三穴配伍，有清热活络的作用，可缓解三高所致的头晕、头痛、目赤肿痛等病症。

昆仑穴

调理肝肾，散血热

昆仑穴属足太阳膀胱经，经常刺激本穴可以调节血液循环、散除血热、调理肝肾，从而达到降低三高的目的，改善肝肾阴虚型三高所致的各种不适。

【定位】

位于足部外踝后方，当外踝尖与跟腱之间的凹陷处。

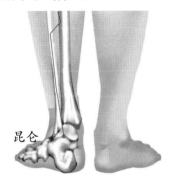

昆仑

【主治】

后头痛，项强，目眩；腰骶疼痛，足踝肿痛；癫痫；滞产。

【功效】

安神清热，舒筋活络。

【日常保健】

» 按摩

将右手拇指食指岔开，拇指按在右足昆仑穴，食指按在右足内踝下照海穴上，拇食指同时用力捏拿 50 下；换左手捏拿左足昆仑穴 50 下。可改善

三高所致的头痛、目眩、腰酸、耳鸣、失眠等。

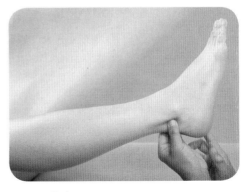

» 艾灸

艾条温和灸灸昆仑穴，每日灸 1 次，每次灸 5 ~ 15 分钟。可改善三高所致心痛、心悸、胸闷等病症。

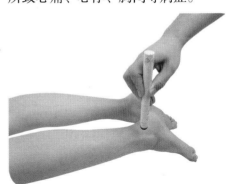

【配伍】

昆仑 + 风池 + 后溪

三穴配伍，有祛风止痛、舒筋活络的作用，可缓解三高所致的头晕、头痛、项强等病症。

昆仑 + 列缺 + 太阳

三穴配伍，有活络、安神的作用，可缓解三高所致的头晕、头痛、偏头痛、失眠等病症。

太溪穴

调补肾气清虚火

太溪穴为足少阴原穴，被称为"人体第一大补穴"。刺激太溪穴可激活人体肾经的经气，疏通整条肾经，对全身都有调理作用，对阳虚所致的三高眩晕、耳鸣、咽痛等症状有良好的效果。

【定位】

位于足内侧，内踝后方与脚跟骨筋腱之间的凹陷处。

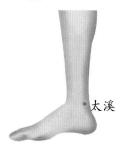

太溪

【主治】

头痛，目眩，失眠，健忘，遗精，阳痿；咽喉肿痛，齿痛，耳鸣，耳聋；咳嗽，气喘，咯血，胸痛；消渴，小便频数，便秘；月经不调；腰脊痛，下肢厥冷，内踝肿痛。

【功效】

滋补肾阴，调经止痛。

【日常保健】

» 按摩

用拇指点压太溪穴30秒，随即沿顺时针方向按揉约1分钟，然后沿逆时针方向按揉约1分钟，以局部出现酸、麻、胀感觉为佳。可改善三高所致的失眠、耳鸣、头痛、眩晕等病症。

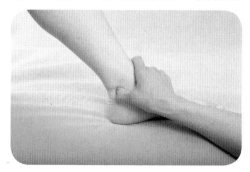

» 艾灸

艾条温和灸灸太溪穴，每日灸1次，每次灸5~15分钟。可改善三高所致的头痛、目眩、失眠等病症。

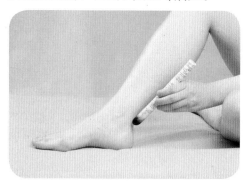

【配伍】

太溪+肾俞

二穴配伍，有温肾壮阳的作用，可缓解三高所致的头晕、头痛、四肢无力等病症。

太溪+少泽

二穴配伍，有滋阴清热的作用，可缓解三高所致的咽喉肿痛、头痛、潮热、盗汗等病症。

复溜穴

滋阴清热补肾气

复溜穴属足少阴肾经，刺激此穴可补益肾之阴阳，能有效降低肾虚或水湿所致的三高，缓解其带来的不适。

【定位】

位于小腿内侧，太溪直上2寸，跟腱的前方。

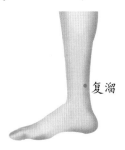

复溜

【主治】

泄泻，肠鸣，水肿，腹胀，腿肿，盗汗，脉微细时无，身热无汗；腰脊强痛。

【功效】

补肾益阴，温阳利水。

【日常保健】

» 按摩

以拇指指腹点揉复溜穴，点揉的力度要均匀、柔和、浸透，使力深达深层部分，以有酸痛感为佳。早晚各一次，每次点揉3~5分钟，两边复溜穴替换点揉。每日坚持，能治疗腿肿、盗汗等病症。

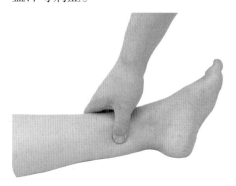

» 艾灸

艾条温和灸每日灸复溜穴1次，每次灸10分钟左右。具有补肾滋阴的功效，治疗肾虚所致的三高头痛、腰脊强痛等病症。

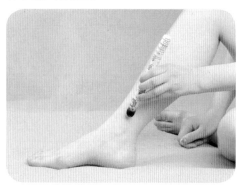

【配伍】

复溜+三阴交+然谷

三穴配伍，有补益肾精、利水消肿的作用，可缓解三高所致的潮热盗汗、肾虚水肿等病症。

复溜+关元+气海

三穴配伍，具有补益肾气、利尿通淋的作用，可缓解三高所致的尿频、尿急、热淋、自汗等病症。

三阴交穴

调补肝肾调三高

三阴交穴属足太阴脾经，为足三阴经（肝、脾、肾）的交会穴，具有双向调节作用，刺激该穴可疏调足三阴之经气，能健脾胃、益肝肾、补气血，对治疗内分泌失调、高血压、高血脂、失眠焦虑等症效果显著。

【定位】

位于小腿内侧，当足内踝尖上3寸，胫骨内侧缘后方。

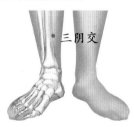

三阴交

【主治】

肠鸣，腹胀，腹泻；月经不调，带下，阴挺，不孕，滞产；遗精，阳痿，遗尿；心悸，失眠，高血压；下肢痿痹；阴虚诸证。

【功效】

健脾和胃，调补肝肾，行气活血，疏经通络。

【日常保健】

» 按摩

用拇指指腹按揉或者是以食指指端对三阴交穴进行点按刺激，按摩时间以1分钟为好。可治疗肝郁化热型腹胀、腹泻、心悸、失眠、高血压等。

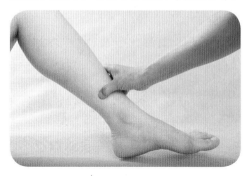

» 艾灸

艾条温和灸灸三阴交穴，每日灸1次，每次灸10～15分钟，灸至皮肤产生红晕为止。可改善三高所致的心悸、失眠等病症。

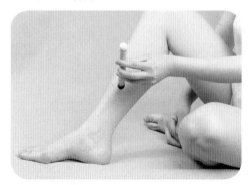

【配伍】

三阴交＋内关＋心俞

三穴配伍，有宁心安神的作用，可缓解三高所致的头晕、心悸、胸闷、头痛、失眠多梦等病症。

三阴交＋中脘＋复溜

三穴配伍，有利水化湿的作用，可缓解三高所致的胸闷、恶心、呕吐、水肿等病症。

光明穴

疏风清热治三高

光明穴属足少阳胆经，为胆经之络穴，有联络肝胆气血的作用，善治眼疾。经常刺激光明穴可调肝明目、祛风利湿，防治三高带来的视神经损害。

【定位】

位于小腿外侧，当外踝尖上5寸，腓骨前缘。

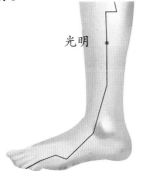

光明

【主治】

目痛，夜盲，近视，目翳；乳胀，乳少；下肢痿痹。

【功效】

疏风清热，舒筋活络。

【日常保健】

» 按摩

用中指指腹点揉光明穴1～3分钟，以有酸胀感为佳，每日早晚各揉按1次，可防治老花眼。

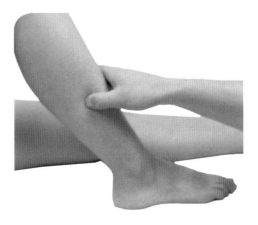

» 艾灸

艾条温和灸灸光明穴，每日灸1次，每次灸5～15分钟。可改善三高所致的目痛、近视等病症。

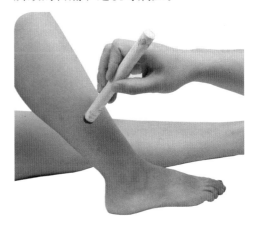

【配伍】

光明＋睛明＋承泣

三穴配伍，有疏风清热的作用，可缓解三高所致的视物模糊、目赤肿痛等病症。

光明＋太阳＋攒竹

三穴配伍，有活络止痛的作用，可缓解三高所致的视物模糊、头晕、头痛等病症。

丰隆穴

健脾化痰又醒神

丰隆穴属足阳明胃经，为胃经之络穴，有疏通脾、胃表里二经的气血阻滞，促进水液代谢的作用。刺激丰隆穴能改善脾脏功能，调理人体的津液输布，使水有所化，痰无所聚，达到降三高的目的，对痰湿内阻所致的三高尤其有效。

【定位】

位于小腿外侧，外踝尖上 8 寸，胫骨前肌外缘，条口外侧 1 横指处。

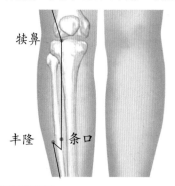

犊鼻
丰隆　条口

【主治】

头痛，眩晕；癫狂；咳嗽，痰多；下肢痿痹；腹胀，便秘。

【功效】

健脾化痰，和胃降逆，开窍醒神。

【日常保健】

» 按摩

用手指指腹点按丰隆穴 3 ~ 5 分钟，力度适中，手法连贯，至局部有酸胀感即可。长期按摩，可改善三高所致的痰多、胸闷、眩晕等病症。

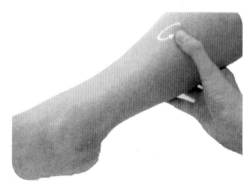

» 艾灸

宜采用温和灸。每日灸 1 次，每次灸 15 分钟，灸至皮肤产生红晕为止。具有化痰湿、清神志的功效。

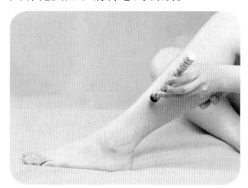

【配伍】

丰隆 + 脾俞 + 三焦俞

三穴配伍，有调理三焦、化痰除湿的作用，可缓解三高所致的恶心、小便失常、水肿等病症。

丰隆 + 肺俞 + 膻中

三穴配伍，有化痰理气的作用，可缓解三高所致的气喘、胸闷、心慌等病症。

足三里穴

健脾和胃通经络

足三里为足阳明胃经之合穴，是五输穴之一，"合治内腑"凡六腑之病皆可用之，是一个强壮身心的大穴。故刺激足三里穴具有健脾和胃、生化气血的功效，既能降三高又能抗休克，还能镇静、安神，治疗头昏、失眠。

【定位】

位于小腿前外侧，当犊鼻下3寸，距胫骨前缘1横指（中指）。

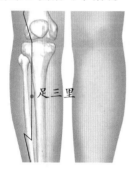

足三里

【主治】

胃痛，呕吐，噎膈，腹胀，腹泻，痢疾，便秘；下肢痿痹；癫狂；乳痈，肠痈；虚劳诸证，为强壮保健要穴。

【功效】

调理脾胃，补中益气，通经活络。

【日常保健】

» 按摩

每日用大拇指或中指按压足三里穴一次，每次每穴按压1～3分钟，每分钟按压15～20次，长期坚持，可改善三高所致的呕吐、噎膈、腹胀、便秘等病症。

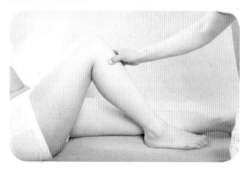

» 艾灸

每周用艾条温和灸灸足三里穴1～2次，每次灸15～20分钟。坚持2～3个月，有理脾胃、调气血、补虚弱之功效。

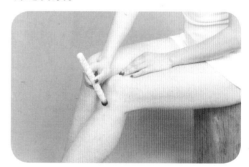

【配伍】

足三里＋丰隆＋脾俞

三穴配伍，有燥湿化痰的作用，可缓解三高所致的恶心、呕吐、水肿等病症。

足三里＋三阴交＋肝俞

三穴配伍，有疏肝理气的作用，可缓解三高所致的口苦、胸闷、胁痛等病症。

血海穴

活血化瘀兼止痛

血海穴属足太阴脾经，名意指本穴为脾经所生之血的聚集之处。该穴为血之归聚处，具有调血的作用，刺激本穴位能增进血液循环，可以治疗血分诸疾，改善痰湿内阻型三高。

【定位】

位于大腿内侧，髌底内侧端上2寸，当股四头肌内侧头的隆起处。

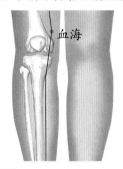

血海

【主治】

月经不调，痛经，闭经等妇科病；瘾疹，湿疹，丹毒等血热型皮肤病；膝股内侧痛。

【功效】

活血化瘀，调经止痛。

【日常保健】

» 按摩

用双手拇指沿顺时针方向按揉血海穴约1分钟，然后沿逆时针方向按揉约1分钟，以局部出现酸、麻、胀感觉为佳。可改善三高所致的皮肤瘙痒、水肿等病症。

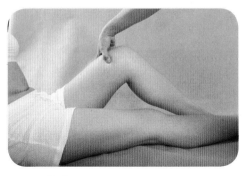

» 艾灸

艾条温和灸每日灸1～2次，每次灸20分钟左右，灸至皮肤产生红晕为止。可疏散风邪、培元补气，改善三高所致的腰膝酸软等病症。

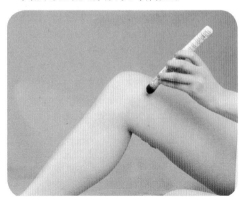

【配伍】

血海＋三阴交

二穴配伍，有滋阴清热的作用，可缓解三高所致的眩晕、身热、面赤、失眠等病症。

血海＋脾俞＋足三里

三穴配伍，有益气养血的作用，可缓解三高所致的面色苍白、神疲倦怠、饮食欠佳等病症。

第五章

辨证理疗——让您
远离三高的烦恼

第一节　高血压辨证理疗

高血压病多与精神因素、肥胖、高龄、高血脂、遗传等因素引起大脑皮层、自主神经系统及内分泌功能失调有关。

中医认为本病是由于七情所伤、饮食失节、内伤虚损所引起，与心、脾、肝、肾四脏关系密切。临床多为本虚标实，上实下虚，初起多实，日久多虚。必须按病的新久，体质虚实，证候的标本，逐一分清。

辨证分型	辨证要点	治法
肝阳上亢	眩晕耳鸣，头痛且胀，遇劳、恼怒加重，肢麻震颤，失眠多梦，急躁易怒，舌红苔黄，脉弦	平肝潜阳，滋养肝肾
肝肾阴虚	头晕头痛，视物模糊，心悸健忘，失眠多梦，腰酸腿软，手足心热，口燥咽干，烦躁易怒，甚至四肢麻木，肌肉跳动，或耳鸣遗精，舌质红，苔薄黄，脉弦细稍数	滋养肝肾，养阴填精
痰湿内阻	眩晕，头重如蒙，视物旋转，胸闷作恶，呕吐痰涎，食少多寐，苔白腻，脉弦滑或弦细	燥湿祛痰，健脾和胃
阴阳俱虚	眩晕头痛，心悸气短，失眠多梦，视物模糊，耳鸣，腰酸腿软，畏寒肢冷，肢体麻木，夜尿频数，遗精阳痿；重者头痛剧而持久，伴呕恶或水肿，喘息汗出，口干食减，舌质暗，苔少或无苔，脉沉弦或细数，尺脉弱	滋阴补阳
气血亏虚	头晕目眩，动则加剧，遇劳则发，面色㿠白，爪甲不荣，神疲乏力，心悸少寐，纳差食少，便溏，舌淡苔薄白，脉细弱	补养气血，健运脾胃

肝阳上亢型刮痧

刮拭百会穴

【定位】位于头部，当前发际正中直上5寸，或两耳尖连线的中点处。

【刮痧】以单角刮法刮拭头部百会穴，当有酸胀感时停5～10秒后提起，反复10余次。

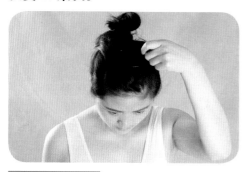

刮拭风池穴

【定位】位于项部，当后头骨下，两条大筋外缘陷窝中。

【刮痧】以单角刮法刮拭头部风池穴，以皮肤发红为度。

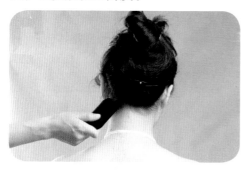

刮拭内关穴

【定位】位于前臂掌侧，当曲泽与大陵的连线上，腕横纹上2寸，掌长肌肌腱与桡侧腕屈肌肌腱之间。

【刮痧】以面刮法刮拭上肢腕部内关穴，以出痧为度。

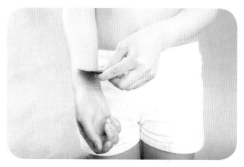

刮拭太冲穴

【定位】位于足背侧，当第1跖骨间隙的后方凹陷处。

【刮痧】用垂直按揉法按揉太冲穴，当有酸胀感时停5～10秒后提起，反复10余次。

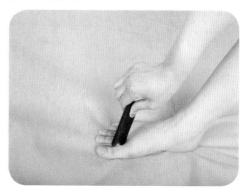

专家解析

百会穴提神醒脑、平肝息风，风池穴醒脑开窍、疏风清热，内关穴宁心安神、理气和胃，太冲穴平肝清热、舒肝养血。四穴配伍刮痧，对肝阳上亢型高血压有较好的疗效。

肝肾阴虚型按摩

按揉太阳穴

【定位】位于颞部，当眉梢与目外眦之间，向后约1横指的凹陷处。

【按摩】用双手中指指腹揉按太阳穴3～5分钟，以局部有酸胀感为佳。

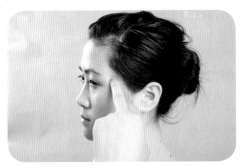

按揉肝俞穴

【定位】位于背部，当第9胸椎棘突下，旁开1.5寸。

【按摩】用两手拇指指腹按顺时针方向按揉肝俞穴约2分钟，然后按逆时针方向按揉约2分钟，以局部出现酸、麻、胀感为佳。

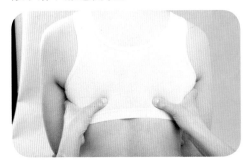

按揉肾俞穴

【定位】位于腰部，当第2腰椎棘突下，旁开1.5寸。

【按摩】用双手拇指按压肾俞穴1分钟，再按顺时针方向按揉约1分钟，然后按逆时针方向按揉约1分钟，以局部出现酸、麻、胀感为佳。

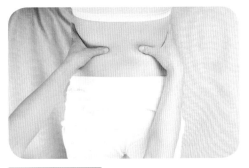

按揉曲池穴

【定位】位于肘横纹外侧端，屈肘时当尺泽与肱骨外上髁连线中点。

【按摩】用拇指指腹按顺时针方向按揉曲池穴约2分钟，然后按逆时针方向按揉约2分钟，左右手交替进行，以局部出现酸、麻、胀感为佳。

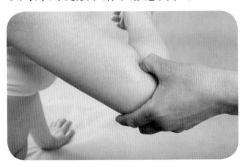

专家解析

太阳穴清肝明目、通络止痛，肝俞穴疏肝利胆、宁神明目，肾俞穴滋阴益肾、强腰利水，曲池穴清热合营、降逆活络。四穴配伍按摩，对肝肾阴虚型高血压有较好的疗效。

肝肾阴虚型拔罐

拔罐印堂穴

【定位】位于前额部，当两眉头间连线与前正中线之交点处。

【拔罐】把罐吸拔在印堂穴上，以皮肤潮红为止。

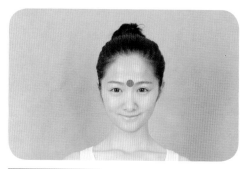

拔罐肝俞穴

【定位】位于背部，当第9胸椎棘突下，旁开1.5寸。

【拔罐】把罐吸拔在肝俞穴上，留罐10～15分钟，以皮肤潮红发紫出现瘀点为止。

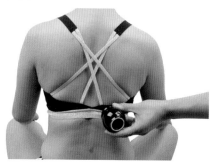

拔罐肾俞穴

【定位】位于腰部，当第2腰椎棘突下，旁开1.5寸。

【拔罐】把罐吸拔在肾俞穴上，留罐10～15分钟，以皮肤充血为度。

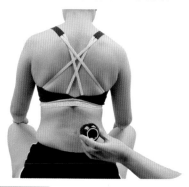

拔罐内关穴

【定位】位于前臂掌侧，当曲泽与大陵的连线上，腕横纹上2寸，掌长肌肌腱与桡侧腕屈肌肌腱之间。

【拔罐】把罐吸拔在内关穴上，留罐10～15分钟，以皮肤充血为度。

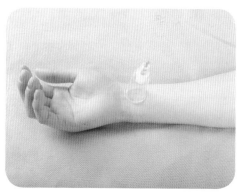

专家解析

印堂穴清头明目、醒脑开窍，肝俞穴疏肝利胆、宁神明目，肾俞穴滋阴益肾、强腰利水，内关穴宁心安神、理气镇痛。四穴配伍拔罐，对肝肾阴虚型高血压有较好的疗效。

痰湿内阻型按摩

按揉丰隆穴

【定位】位于小腿前外侧，外踝尖上8寸，条口穴外，距胫骨前缘2横指（中指）。

【按摩】用拇指指面着力于丰隆穴之上，垂直用力，向下按压，按而揉之，产生酸、麻、胀感为佳。

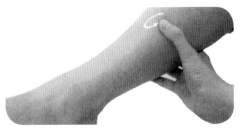

按揉阴陵泉穴

【定位】位于小腿内侧，当胫骨内侧髁后下方凹陷处。

【按摩】用拇指按顺时针方向按揉阴陵泉穴约2分钟，然后按逆时针方向按揉约2分钟，以局部出现酸、麻、胀感为佳。

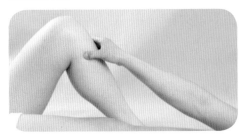

按揉脾俞穴

【定位】位于背部，当第11胸椎棘突下，旁开1.5寸。

【按摩】用两手拇指按在脾俞穴上，其余四指附着在肋骨上，按揉约2分钟；或捏空拳揉擦脾俞穴30～50次，擦至局部有热感为佳。

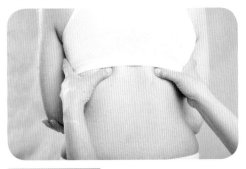

按揉中脘穴

【定位】位于上腹部，前正中线上，当脐中上4寸。

【按摩】用中指指腹按压中脘穴约30秒，然后按顺时针方向按揉约2分钟，以局部出现酸、麻、胀感觉为佳。

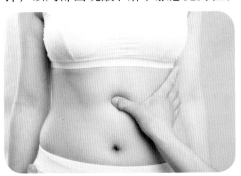

专家解析

丰隆穴化痰除湿，阴陵泉穴行气消肿，脾俞穴健脾利湿，中脘穴和胃止呕。四穴配伍按摩，具有化痰除湿、利水降逆的功效，对痰湿内阻型高血压有较好的疗效。

痰湿内阻型刮痧

刮拭脾俞穴

【定位】位于背部，当第11胸椎棘突下，旁开1.5寸。

【刮痧】以面刮法刮拭脾俞穴，以皮肤出痧为度。

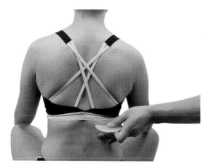

刮拭肾俞穴

【定位】位于腰部，当第2腰椎棘突下，旁开1.5寸。

【刮痧】以面刮法从上向下刮拭肾俞穴，以出痧为度。

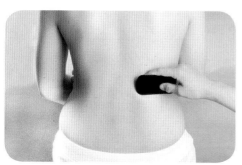

刮拭中脘穴

【定位】位于上腹部，前正中线上，当脐中上4寸。

【刮痧】用面刮法刮拭腹部中脘穴，以出痧为度。

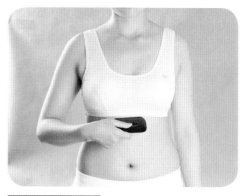

刮拭合谷穴

【定位】位于第1、第2掌骨间，当第2掌骨桡侧的中点处。

【刮痧】用角刮法刮拭合谷穴，以皮肤发红为度。

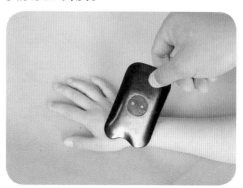

专家解析

脾俞穴健脾利湿，肾俞穴强腰利水，中脘穴化湿降逆，合谷穴镇痛止痛。四穴配伍刮痧，具有和胃止呕、益肾利水的功效，对痰湿内阻型高血压有较好的疗效。

阴阳两虚型按摩

按揉曲池穴

【定位】位于肘横纹外侧端，屈肘时当尺泽与肱骨外上髁连线中点。

【按摩】用拇指指腹按顺时针方向按揉曲池穴约2分钟，然后按逆时针方向按揉约2分钟，左右手交替进行，以局部出现酸、麻、胀感为佳。

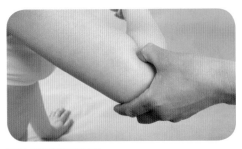

按揉合谷穴

【定位】位于第1、第2掌骨间，当第2掌骨桡侧的中点处。

【按摩】大拇指垂直往下按，做一紧一按、一揉一松的按压，频率为每分钟30次左右，以出现酸、胀感为佳。

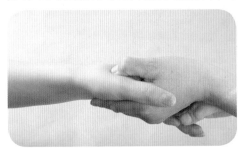

按揉足三里穴

【定位】位于小腿前外侧，当犊鼻下3寸，距胫骨前缘1横指（中指）。

【按摩】用拇指按顺时针方向按揉足三里穴约2分钟，然后按逆时针方向按揉约2分钟，以局部出现酸、麻、胀感为佳。

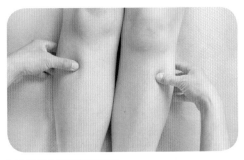

按揉三阴交穴

【定位】位于小腿内侧，当足内踝尖上3寸，胫骨内侧缘后方。

【按摩】用拇指按顺时针方向按揉三阴交穴约2分钟，然后按逆时针方向按揉约2分钟，以局部出现酸、麻、胀感为佳。

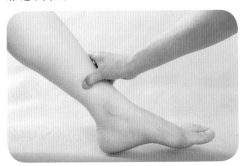

专家解析

曲池穴降逆活络，合谷穴通筋活络，足三里穴扶正培元，三阴交穴调和阴阳。四穴配伍按摩，具有扶正培元、调和阴阳的功效，对阴阳两虚型高血压有较好的疗效。

阴阳两虚型刮痧

刮拭命门穴

【定位】位于腰部，当后正中线上，第2腰椎棘突下凹陷处。

【刮痧】用面刮法从上向下刮拭命门穴，力度微重，以出痧为度。

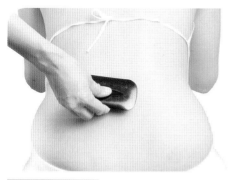

刮拭关元穴

【定位】位于下腹部，前正中线上，在脐中下3寸。

【刮痧】用面刮法从上向下刮拭关元穴，力度微重，以出痧为度。

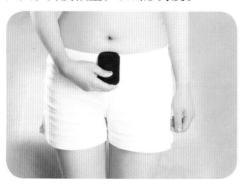

刮拭三阴交穴

【定位】位于小腿内侧，当足内踝尖上3寸，胫骨内侧缘后方。

【刮痧】用面刮法从上向下刮拭下肢三阴交穴，以出痧为度。

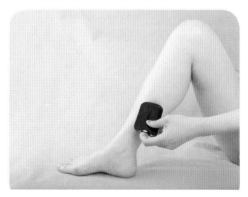

刮拭涌泉穴

【定位】位于足前部凹陷处第2、第3趾趾缝纹头端与足跟连线的前1/3处。

【刮痧】以单角刮法刮拭足底涌泉穴，力度适中，可不出痧。

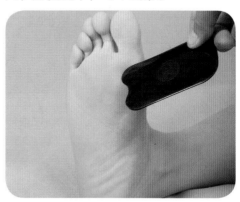

专家解析

命门穴补肾壮阳，关元穴培补元气，三阴交穴调和阴阳，涌泉穴滋阴益肾。四穴配伍刮痧，具有滋阴清热、益肾壮阳的功效，对阴阳两虚型高血压有较好的疗效。

气血亏虚型按摩

按揉百会穴

【定位】位于头部，当前发际正中直上5寸，或两耳尖连线中点处。

【按摩】用手掌或拇指按摩头顶中央的百会穴，每次按顺时针方向和逆时针方向各按摩50圈。

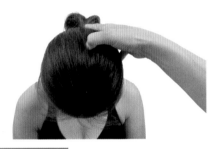

按揉太阳穴

【定位】位于颞部，当眉梢与目外眦之间，向后约1横指的凹陷处。

【按摩】用双手中指指腹揉按太阳穴3～5分钟，以局部有酸胀感为佳。

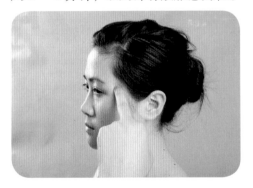

指推膻中穴

【定位】位于胸部，前正中线上，两乳头连线的中点。

【按摩】用中指自下而上推膻中穴约2分钟，以局部出现酸、麻、胀感为佳。

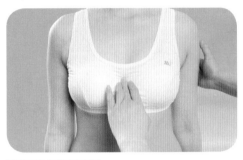

按揉脾俞穴

【定位】位于背部，当第11胸椎棘突下，旁开1.5寸。

【按摩】用两手拇指按在脾俞穴上，其余四指附着在肋骨上，按揉约2分钟；或捏空拳揉擦脾俞穴30～50次，擦至局部有热感为佳。

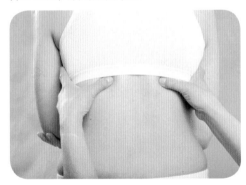

专家解析

　　百会穴升阳固脱，太阳穴镇静止痛，膻中穴理气止痛，脾俞穴补中益气。四穴配伍按摩，具有补中益气、扶正培元的功效，对气血亏虚型高血压有较好的疗效。

气血亏虚型艾灸

艾灸命门穴

【定位】位于腰部，当后正中线上，第2腰椎棘突下凹陷处。

【艾灸】艾条温和灸灸命门穴5～10分钟，灸至皮肤红润为止。

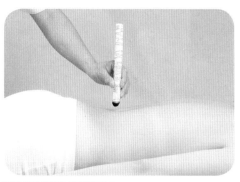

艾灸足三里穴

【定位】位于小腿前外侧，当犊鼻下3寸，距胫骨前缘1横指（中指）。

【艾灸】艾条温和灸灸足三里穴5～10分钟，灸至皮肤红润为止。

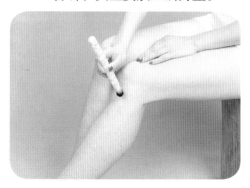

艾灸血海穴

【定位】位于大腿内侧，髌底内侧端上2寸，当股四头肌内侧头的隆起处。

【艾灸】艾条温和灸灸血海穴5～10分钟，灸至皮肤红润为止。

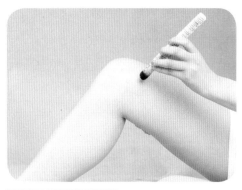

艾灸三阴交穴

【定位】位于小腿内侧，当足内踝尖上3寸，胫骨内侧缘后方。

【艾灸】艾条温和灸灸三阴交穴5～10分钟，灸至皮肤红润为止。

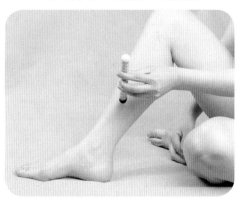

专家解析

命门穴补肾壮阳，足三里穴扶正培元，血海穴调经统血，三阴交穴健脾理血。四穴配伍艾灸，具有培补元气、益气和血的功效，对气血亏虚型高血压有较好的疗效。

瘀血阻滞型按摩

按揉膈俞穴

【定位】位于背部，当第 7 胸椎棘突下，旁开 1.5 寸。

【按摩】用两手拇指指腹同时用力，按顺时针方向按揉膈俞穴约 2 分钟，然后按逆时针方向按揉约 2 分钟，以局部出现酸、麻、胀感为佳。

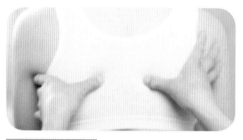

按揉心俞穴

【定位】位于背部，当第 5 胸椎棘突下，旁开 1.5 寸。

【按摩】用两手拇指指腹按顺时针方向按揉心俞穴约 2 分钟，然后按逆时针方向按揉约 2 分钟，以局部出现酸、麻、胀感为佳。

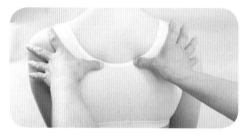

指推膻中穴

【定位】位于胸部，前正中线上，两乳头连线的中点。

【按摩】用中指自下而上推膻中穴约 2 分钟，以局部出现酸、麻、胀感为佳。

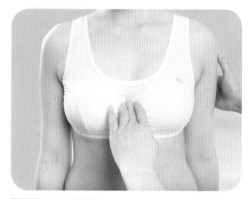

按揉太阳穴

【定位】位于颞部，当眉梢与目外眦之间，向后约 1 横指的凹陷处。

【按摩】用双手中指指腹揉按太阳穴 3～5 分钟，以局部有酸胀感为佳。

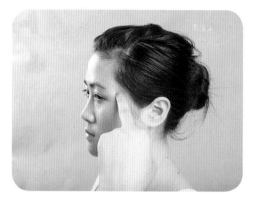

专家解析

　　膈俞穴活血化瘀、宽胸利膈，心俞穴宁心安神、理气调血，膻中穴理气止痛、宽胸利膈，太阳穴清肝明目、通络止痛。四穴配伍按摩，对瘀血阻滞型高血压有较好的疗效。

瘀血阻滞型艾灸

艾灸百会穴

【定位】位于头部，当前发际正中直上5寸，或两耳尖连线的中点处。

【艾灸】艾条温和灸灸百会穴5~10分钟，灸至皮肤红润为止。

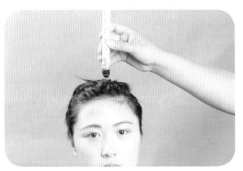

艾灸印堂穴

【定位】位于前额部，当两眉头间连线与前正中线之交点处。

【艾灸】艾条温和灸灸印堂穴5~10分钟，灸至皮肤红润为止。

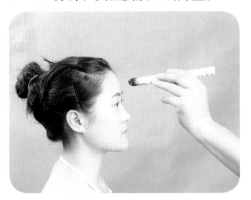

艾灸血海穴

【定位】位于大腿内侧，髌底内侧端上2寸，当股四头肌内侧头的隆起处。

【艾灸】艾条温和灸灸血海穴5~10分钟，灸至皮肤红润为止。

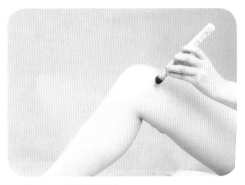

艾灸足三里穴

【定位】位于小腿前外侧，当犊鼻下3寸，距胫骨前缘1横指（中指）。

【艾灸】艾条温和灸灸足三里穴5~10分钟，灸至皮肤红润为止。

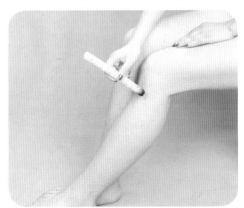

专家解析

　　百会穴提神醒脑、镇静止痛，印堂穴清头明目、醒脑开窍，血海穴调经统血、健脾化湿，足三里穴调气血、补虚乏。四穴配伍艾灸，对瘀血阻滞型高血压有较好的疗效。

第二节 高脂血症辨症理疗

高脂血症属于中医的"痰浊""血瘀"范畴。中医认为，饮食不节，过食甘肥，脾肾功能失调，三焦气化失常，均可导致津液停聚而成"湿浊"，进一步发展成为"痰浊"。痰浊久郁化热，阻塞经络，生成"血瘀"，于是高脂血症形成了。所以，中医治疗高脂血症的基本原则为：健脾阳，滋肾阴，渗湿祛痰，活血化瘀。

辨证分型	辨证要点	治法
痰湿内阻	胸脘满闷，胃纳呆滞，头晕身重，大便不畅，舌苔白腻，脉象弦滑	健脾燥湿，化痰降脂
气滞血瘀	胸痹心痛，痛处固定，或兼见健忘、失眠、心悸、精神不振，面色或唇色紫暗，舌有紫斑或瘀点，脉弦涩或细涩	疏肝解郁，化痰行瘀
肝肾阴虚	腰膝酸软，口燥咽干，头晕耳鸣，右胁隐痛，手足心热，舌质红，少苔，脉弦细	滋补肝肾，养阴降脂
脾肾阳虚	腰膝酸软，畏寒肢冷，脘痞腹胀，夜尿频多，大便不实，舌质淡，苔薄白，脉沉迟	健脾温肾，化浊降脂

痰湿内阻型按摩

按揉中脘穴

【定位】位于上腹部，前正中线上，当脐中上4寸。

【按摩】用中指指腹按压中脘穴约30秒，然后按顺时针方向按揉约2分钟，以局部出现酸、麻、胀感为佳。

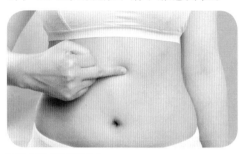

按揉丰隆穴

【定位】位于小腿前外侧，外踝尖上8寸，条口穴外，距胫骨前缘2横指（中指）。

【按摩】用拇指指面着力于丰隆穴之上，垂直用力，向下按压，按而揉之，产生酸、麻、胀感为佳。

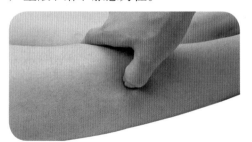

按揉阴陵泉穴

【定位】位于小腿内侧，当胫骨内侧髁后下方凹陷处。

【按摩】用拇指按顺时针方向按揉阴陵泉穴约2分钟，然后按逆时针方向按揉约2分钟，以局部出现酸、麻、胀感为佳。

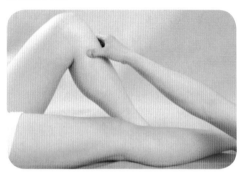

点按内关穴

【定位】位于前臂掌侧，当曲泽与大陵的连线上，腕横纹上2寸，掌长肌肌腱与桡侧腕屈肌肌腱之间。

【按摩】用拇指或食指点按内关穴约1分钟，以局部感到酸胀并向腕部和手放射为佳。

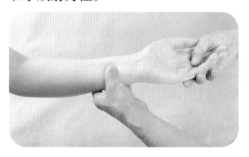

专家解析

中脘穴健脾化湿，丰隆穴健脾祛湿，阴陵泉穴清脾理热、宣泄水液，内关穴宁心安神。四穴配伍使用，有健脾燥湿、化痰降脂的功效。

痰湿内阻型刮痧

刮拭丰隆穴

【定位】位于小腿前外侧，外踝尖上8寸，条口穴外，距胫骨前缘2横指（中指）。

【刮痧】用面刮法刮拭下肢丰隆穴，力度适中，以局部皮肤潮红出痧为度。

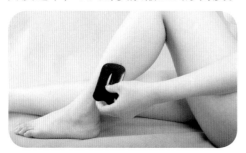

刮拭内关穴

【定位】位于前臂掌侧，当曲泽与大陵的连线上，腕横纹上2寸，掌长肌肌腱与桡侧腕屈肌肌腱之间。

【刮痧】以面刮法刮拭上肢腕部内关穴，以出痧为度。

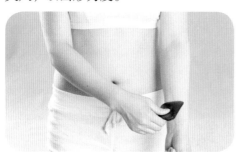

刮拭足三里穴

【定位】位于小腿前外侧，当犊鼻下3寸，距胫骨前缘1横指（中指）。

【刮痧】用面刮法从上向下刮拭足三里穴，力度适中，以局部皮肤潮红出痧为度。

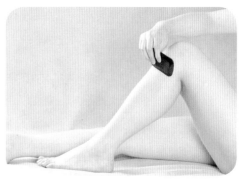

刮拭三阴交穴

【定位】位于小腿内侧，当足内踝尖上3寸，胫骨内侧缘后方。

【刮痧】以面刮法从上向下刮拭下肢三阴交穴，以出痧为度。

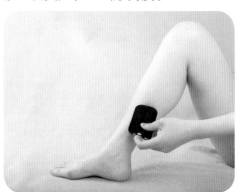

专家解析

丰隆穴健脾祛湿，内关穴宁心安神，足三里穴生发胃气，三阴交穴健脾利湿。刮拭以上四穴有祛痰化湿的功效，对痰湿内阻型高脂血症有着不错的疗效。

气滞血瘀型按摩

揉捏风池穴

【定位】位于项部，当后头骨下，两条大筋外缘陷窝中。

【按摩】用双手拇指指腹用力环行揉捏风池穴，同时头部尽力向后仰，以局部出现酸、沉、重、胀感为佳。

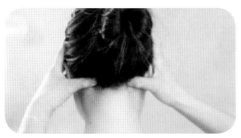

按揉丰隆穴

【定位】位于小腿前外侧，外踝尖上8寸，条口穴外，距胫骨前缘2横指（中指）。

【按摩】用拇指指面着力于丰隆穴之上，垂直用力，向下按压，按而揉之，产生酸、麻、胀感为佳。

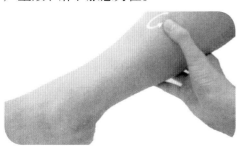

按揉血海穴

【定位】位于大腿内侧，髌底内侧端上2寸，当股四头肌内侧头的隆起处。

【按摩】用拇指按顺时针方向按揉血海穴约1分钟，然后按逆时针方向按揉约1分钟，以局部出现酸、麻、胀感为佳。

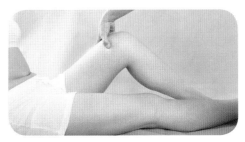

按揉足三里穴

【定位】位于小腿前外侧，当犊鼻下3寸，距胫骨前缘1横指（中指）。

【按摩】用拇指按顺时针方向按揉足三里穴约2分钟，然后按逆时针方向按揉约2分钟，以局部出现酸、麻、胀感为佳。

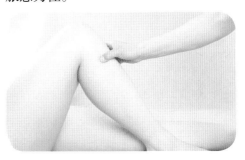

专家解析

风池穴平肝息风，丰隆穴通经活络，血海穴调经统血，足三里穴生发胃气。四穴配伍有行气活血的功效。

气滞血瘀型刮痧

刮拭百会穴

【定位】位于头部，当前发际正中直上5寸，或两耳尖连线的中点处。

【刮痧】以单角刮法刮拭头部百会穴，当有酸胀感时停5～10秒后提起，反复10余次。

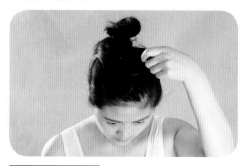

刮拭膻中穴

【定位】位于胸部，前正中线上，两乳头连线的中点。

【刮痧】以刮痧板角部刮拭膻中穴，潮红出痧即可。

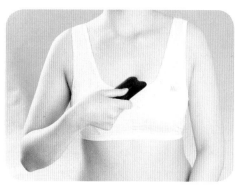

刮拭阴陵泉穴

【定位】位于小腿内侧，当胫骨内侧髁后下方凹陷处。

【刮痧】以刮痧板角部刮拭阴陵泉穴，力度适中，以局部皮肤潮红出痧为度。

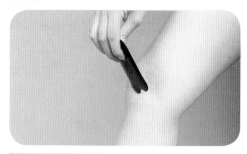

刮拭太冲穴

【定位】位于足背侧，当第1跖骨间隙的后方凹陷处。

【刮痧】用垂直按揉法按揉太冲穴，当有酸胀感时停5～10秒后提起，反复10余次。

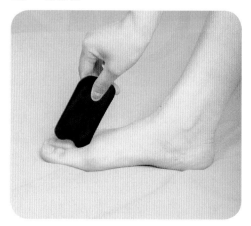

专家解析

　　百会穴提神醒脑，膻中穴活血通络，阴陵泉穴清脾理热，太冲穴疏肝养血。四穴配伍使用，有活血化瘀的功效。

肝肾阴虚型按摩

按揉肾俞穴

【定位】位于腰部，当第2腰椎棘突下，旁开1.5寸。

【按摩】用双手拇指按压肾俞穴1分钟，再按顺时针方向按揉约1分钟，然后按逆时针方向按揉约1分钟，以局部出现酸、麻、胀感为佳。

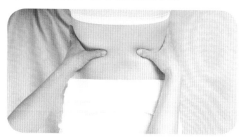

按揉肝俞穴

【定位】位于背部，当第9胸椎棘突下，旁开1.5寸。

【按摩】用两手拇指指腹按顺时针方向按揉肝俞穴约2分钟，然后按逆时针方向按揉约2分钟，以局部出现酸、麻、胀感为佳。

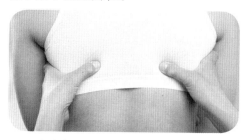

按揉中脘穴

【定位】位于上腹部，前正中线上，当脐中上4寸。

【按摩】用中指指腹按压中脘穴约30秒，然后按顺时针方向按揉约2分钟，以局部出现酸、麻、胀感为佳。

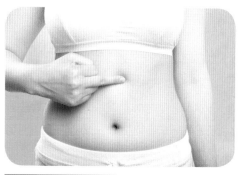

按揉三阴交穴

【定位】位于小腿内侧，当足内踝尖上3寸，胫骨内侧缘后方。

【按摩】用拇指按顺时针方向按揉三阴交穴约2分钟，然后按逆时针方向按揉约2分钟，以局部出现酸、麻、胀感为佳。

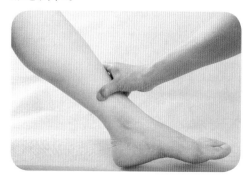

专家解析

　　肾俞穴益肾助阳，肝俞穴疏肝利胆，中脘穴健脾化湿，三阴交穴补益肝肾。四穴配伍，对肝肾阴虚型高脂血症有很好的疗效。

肝肾阴虚型刮痧

刮拭足三里穴

【定位】位于小腿前外侧,当犊鼻下3寸,距胫骨前缘1横指(中指)。

【刮痧】用面板法从上向下刮拭足三里穴,力度适中,以局部皮肤潮红出痧为度。

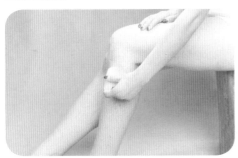

刮拭气海穴

【定位】位于下腹部,前正中线上,当脐中下1.5寸。

【刮痧】用面刮法刮拭腹部气海穴,力度由轻至重,以皮肤潮红发热为度。

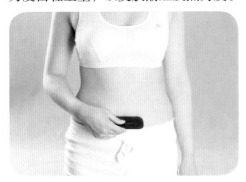

刮拭涌泉穴

【定位】位于足前部凹陷处第2、第3趾趾缝纹头端与足跟连线的前1/3处。

【刮痧】以单角刮法刮拭足底涌泉穴,力度适中,可不出痧。

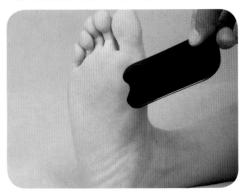

刮拭关元穴

【定位】位于下腹部,前正中线上,在脐中下3寸。

【刮痧】用面刮法从上向下刮拭关元穴,力度微重,以出痧为度。

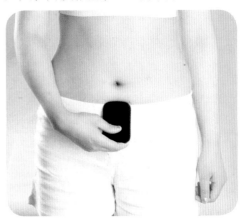

专家解析

足三里穴燥化脾湿,气海穴益气助阳,涌泉穴散热利咽,关元穴固本培元。四穴配伍有滋补肝肾的功效。

脾肾阳虚型按摩

点按关元穴

【定位】位于下腹部，前正中线上，在脐中下3寸。

【按摩】用拇指指腹轻轻点按关元穴约2分钟，以局部有温热感并持续向腹部渗透为有效。

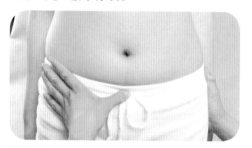

按揉阴陵泉穴

【定位】位于小腿内侧，当胫骨内侧髁后下方凹陷处。

【按摩】用拇指按顺时针方向按揉阴陵泉穴约2分钟，然后按逆时针方向按揉约2分钟，以局部出现酸、麻、胀感为佳。

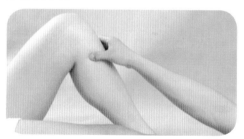

按揉建里穴

【定位】位于上腹部，前正中线上，当脐中上3寸。

【按摩】用拇指按顺时针方向按揉建里穴约2分钟，然后按逆时针方向按揉约2分钟，以局部出现酸、麻、胀感为佳。

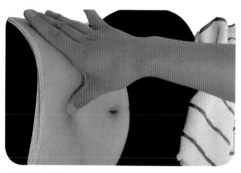

按揉足三里穴

【定位】位于小腿前外侧，当犊鼻下3寸，距胫骨前缘1横指（中指）。

【按摩】用拇指按顺时针方向按揉足三里穴约2分钟，然后按逆时针方向按揉约2分钟，以局部出现酸、麻、胀感为佳。

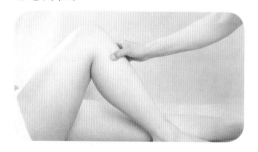

专家解析

关元穴固本培元，阴陵泉穴清脾理热，建里穴和胃健脾，足三里穴生发胃气。四穴配伍有补肾健脾的功效。

脾肾阳虚型刮痧

刮拭肾俞穴

【定位】位于腰部，当第2腰椎棘突下，旁开1.5寸。

【刮痧】用面刮法从上向下刮拭肾俞穴，以出痧为度。

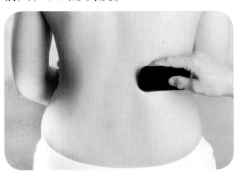

刮拭脾俞穴

【定位】位于背部，当第11胸椎棘突下，旁开1.5寸。

【刮痧】用面刮法刮拭脾俞穴，以皮肤出痧为度。

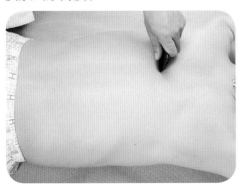

刮拭丰隆穴

【定位】位于小腿前外侧，外踝尖上8寸，条口穴外，距胫骨前缘2横指（中指）。

【刮痧】用面刮法刮拭下肢丰隆穴，力度适中，以局部皮肤潮红出痧为度。

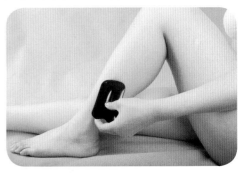

刮拭地机穴

【定位】位于小腿内侧，当内踝尖与阴陵泉的连线上，阴陵泉下3寸，胫骨内侧缘。

【刮痧】用刮痧板角部刮拭地机穴，以出痧为度。

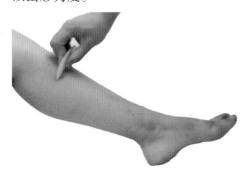

专家解析

　　肾俞穴益肾助阳，脾俞穴健脾化湿，丰隆穴健脾祛湿，地机穴健脾渗湿。四穴配伍有补肾气、健脾胃的功效。

第三节　糖尿病辨证理疗

糖尿病是以多饮、多食、多尿及消瘦为临床特征的一种慢性内伤疾病。其病位主要与肺、胃（脾）、肾有关，尤与肾的关系最为密切。在治疗上，以清热润燥、养阴生津为基本治疗原则，对上消、中消、下消有侧重润肺、养胃（脾）、益肾之别。但上中下三消之间有着十分密切的内在联系，其病机性质是一致的，正如《圣济总录·消渴门》所说："原其本则一，推其标有三。"由于消渴易发生血脉瘀滞、阴损及阳的病变，及发生多种并发症，故应注意及时发现、诊断和治疗。

辨证分型	辨证要点	治法
肺热津伤（上消）	烦渴多饮，口干舌燥，尿频量多，舌边尖红，苔薄黄，脉洪数	清热润肺，生津止渴
胃热炽盛（中消）	多食易饥，口渴，尿多，形体消瘦，大便干燥，苔黄，脉滑实有力	清胃泻火，养阴增液
气阴两虚（中消）	口渴引饮，能食与便溏并见，或饮食减少，精神不振，四肢乏力，舌淡，苔白而干，脉弱	健脾益气，生津止渴
肾阴亏虚（下消）	尿频量多，混浊如脂膏，或尿甜，腰膝酸软，乏力，头晕耳鸣，口干唇燥，皮肤干燥、瘙痒，舌红，脉细数	滋阴补肾，润燥止渴
阴阳两虚（下消）	小便频数，混浊如膏，甚至饮一溲一，面容憔悴，耳轮干枯，腰膝酸软，四肢欠温，畏寒肢冷，阳痿或月经不调，舌苔淡白而干，脉沉细无力	温阳滋阴，补肾固摄

肺热伤津型（上消）按摩

按揉肺俞穴

【定位】位于背部，当第3胸椎棘突下，旁开1.5寸。

【按摩】两手拇指同时用力，按顺时针方向按揉肺俞穴约2分钟，然后按逆时针方向按揉约2分钟，以局部出现酸、麻、胀感为佳。

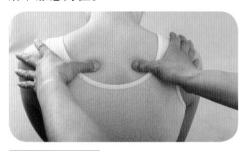

按揉中府穴

【定位】位于胸前壁的外上方，云门穴下1寸，前正中线旁开6寸。

【按摩】用拇指轻轻按揉中府穴30秒，然后按顺时针方向按揉约2分钟，以局部出现酸、麻、胀感为佳。

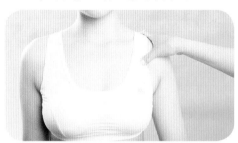

指推膻中穴

【定位】位于胸部，前正中线上，两乳头连线的中点。

【按摩】用中指自下而上推膻中穴约2分钟，以局部出现酸、麻、胀感为佳。

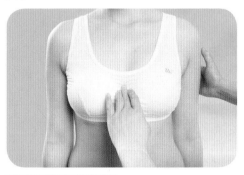

按揉阳陵泉穴

【定位】位于小腿外侧，当腓骨头前下方凹陷处。

【按摩】用拇指指腹按顺时针方向按揉阳陵泉穴约2分钟，然后按逆时针方向按揉约2分钟，以局部出现酸、麻、胀感为佳。

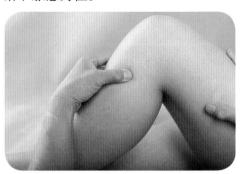

专家解析

　　肺俞穴调补肺气，中府穴清泻肺热、止咳平喘，膻中穴清肺宽胸，阳陵泉穴疏肝解郁。四穴配伍按摩有清热润燥、养阴生津的功效。

肺热伤津型（上消）刮痧

刮拭膻中穴

【定位】位于胸部，前正中线上，两乳头连线的中点。

【刮痧】以面刮法刮拭膻中穴，潮红出痧即可。

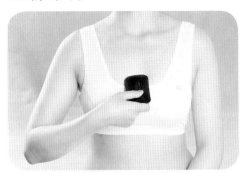

刮拭大椎穴

【定位】位于颈部下端，背部正中线上，第7颈椎棘突下凹陷中。

【刮痧】以面刮法从上向下刮拭大椎穴，以出痧为度。

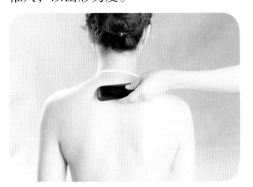

刮拭胰俞穴

【定位】位于腰部，在第8胸椎棘突下旁开1.5寸，膈俞穴与肝俞穴之间。

【刮痧】以面刮法从上向下刮拭胰俞穴，以出痧为度。

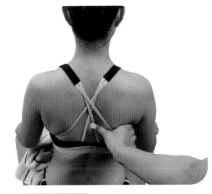

刮拭足三里穴

【定位】位于小腿前外侧，当犊鼻下3寸，距胫骨前缘1横指（中指）。

【刮痧】用面板法从上向下刮拭足三里穴，力度适中，以局部皮肤潮红出痧为度。

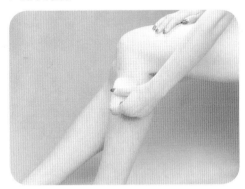

专家解析

膻中穴清肺宽胸，大椎穴祛风散寒，胰俞穴理气止痛，足三里穴燥化脾湿。四穴配伍刮痧，对肺热伤津型糖尿病有不错的疗效。

胃热炽盛型（中消）按摩

按压建里穴

【定位】位于上腹部，前正中线上，当脐中上3寸。

【按摩】用拇指指腹按压建里穴约30秒，然后按顺时针方向按揉约2分钟，以局部出现酸、麻、胀感为佳。

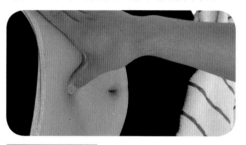

按揉期门穴

【定位】位于第6肋间隙，正对着乳头。

【按摩】用拇指缓缓按摩期门穴，按摩3~5秒钟之后吐气，吐气时放手，吸气时再刺激穴道，如此反复，有酸麻的感觉才见效。可中间三个指头并起来，以加大按摩面积。

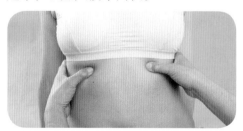

按揉胰俞穴

【定位】位于背部，在第8胸椎棘突下旁开1.5寸，膈俞穴与肝俞穴之间。

【按摩】用拇指指腹按揉胰俞穴约2分钟，以局部出现酸、麻、胀感为佳。

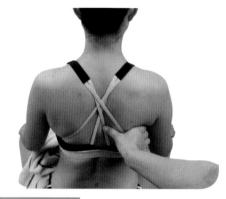

掐揉内庭穴

【定位】位于足背，当第2、第3趾间，趾蹼缘后方赤白肉际处。

【按摩】按压时，以一侧拇指的指端按住此穴，稍用力按压，以出现酸胀感为宜，每侧1分钟，共2分钟。

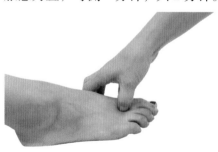

专家解析

　　建里穴和胃健脾、通降腑气，期门穴疏肝健脾，胰俞穴健脾和胃，内庭穴泻火理气止痛。以上穴位配伍，有清胃泻火、养阴增液的作用。

胃热炽盛型（中消）艾灸

艾灸脾俞穴

【定位】位于背部，当第11胸椎棘突下，旁开1.5寸。

【艾灸】手执艾条以点燃的一端对准施灸部位，距离皮肤1.5～3厘米，以感到施灸处温热、舒适为度。

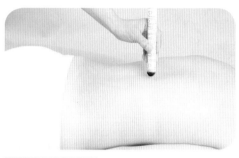

艾灸神阙穴

【定位】位于腹中部，脐中央。

【艾灸】手执艾条以点燃的一端对准施灸部位，距离皮肤1.5～3厘米，左右方向平行往复或反复旋转施灸。每次灸10～15分钟。

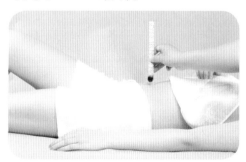

艾灸关元穴

【定位】位于下腹部，前正中线上，在脐中下3寸。

【艾灸】手执艾条以点燃的一端对准施灸部位，距离皮肤1.5～3厘米，左右方向平行往复或反复旋转施灸，以感到施灸处温热、舒适为度。

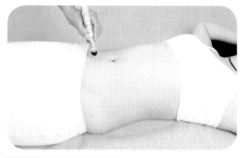

艾灸足三里穴

【定位】位于小腿前外侧，当犊鼻下3寸，距胫骨前缘1横指（中指）。

【艾灸】点燃艾条对准施灸部位，距离皮肤1.5～3厘米，以感到施灸处温热、舒适为度。每次灸10～15分钟，灸至皮肤产生红晕为止。

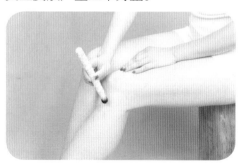

专家解析

脾俞穴健脾和胃，神阙穴通经行气，关元穴固本培元、导赤通淋，足三里穴生发胃气。四穴配伍，可以辅助治疗胃热炽盛型糖尿病。

气阴两虚型（中消）按摩

按揉胰俞穴

【定位】位于腰部，在第8胸椎棘突下旁开1.5寸，膈俞穴与肝俞穴之间。

【按摩】用拇指指腹按揉胰俞穴约2分钟，以局部出现酸、麻、胀感为佳。

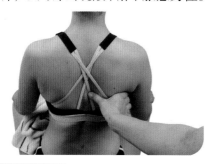

按揉脾俞穴

【定位】位于背部，当第11胸椎棘突下，旁开1.5寸。

【按摩】用两手拇指按在脾俞穴上，其余四指附着在肋骨上，按揉约2分钟；或捏空拳揉擦脾俞穴30～50次，擦至局部有热感为佳。

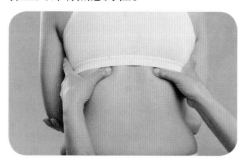

按揉肾俞穴

【定位】位于腰部，当第2腰椎棘突下，旁开1.5寸。

【按摩】用双手拇指按揉肾俞穴1分钟，再按顺时针方向按揉约1分钟，然后按逆时针方向按揉约1分钟，以局部出现酸、麻、胀感为佳。

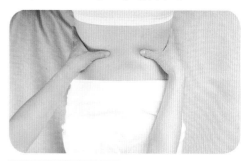

按揉三焦俞穴

【定位】位于腰部，当第1腰椎棘突下，左右旁开2指宽处。

【按摩】用双手拇指按顺时针方向按揉三焦俞穴约2分钟，然后按逆时针方向按揉约2分钟，以局部出现酸、麻、胀感为佳。

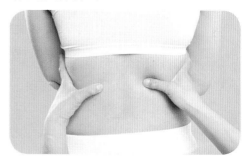

专家解析

胰俞穴健脾和胃，脾俞穴利湿升清，肾俞穴益肾助阳，三焦俞穴调三焦，利水强腰。经常按揉以上四穴位，可以滋阴益气，生津止渴。

气阴两虚型（中消）刮痧

刮拭脾俞穴

【定位】位于背部，当第11胸椎棘突下，旁开1.5寸。

【刮痧】以面刮法刮拭脾俞穴，以皮肤出痧为度。

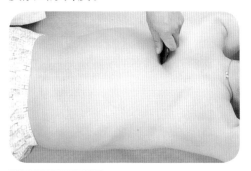

刮拭胃俞穴

【定位】位于背部，当第12胸椎棘突下，旁开1.5寸。

【刮痧】以面刮法刮拭胃俞穴，以皮肤出痧为度。

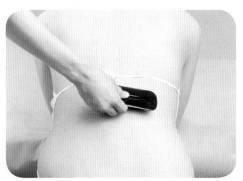

刮拭三阴交穴

【定位】位于小腿内侧，当足内踝尖上3寸，胫骨内侧缘后方。

【刮痧】以面刮法从上向下刮拭下肢三阴交穴，以皮肤出痧为度。

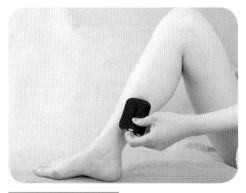

刮拭三焦俞穴

【定位】位于腰部，当第1腰椎棘突下，左右旁开2指宽处。

【刮痧】以面刮法从上向下刮拭三焦俞穴，以皮肤出痧为度。

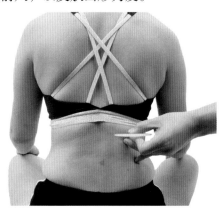

专家解析

　　脾俞穴利湿升清，胃俞穴健脾助运，三阴交穴补益肝肾三焦俞穴，调三焦、利水强腰。经常刮拭以上穴位可以滋阴益气、生津止渴，对气阴两虚型糖尿病患者有很好的疗效。

肾阴亏虚型（下消）按摩

按揉胰俞穴

【定位】位于腰部，在第 8 胸椎棘突下旁开 1.5 寸，膈俞穴与肝俞穴之间。

【按摩】用拇指指腹按揉胰俞穴约 2 分钟，以局部出现酸、麻、胀感为佳。

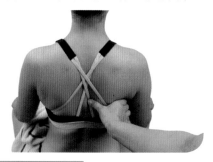

按揉三阴交穴

【定位】位于小腿内侧，当足内踝尖上 3 寸，胫骨内侧缘后方。

【按摩】用拇指指腹按顺时针方向按揉三阴交穴约 2 分钟，然后按逆时针方向按揉约 2 分钟，以局部出现酸、麻、胀感为佳。

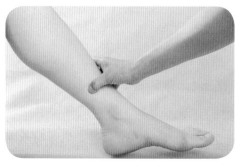

点按太冲穴

【定位】位于足背侧，第 1、第 2 趾跖骨连接部位中。

【按摩】用拇指点按太冲穴大约 30 秒，按顺时针方向按揉约 1 分钟，然后按逆时针方向按揉约 1 分钟，以局部出现酸、麻、胀感为佳。

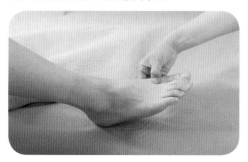

搓揉涌泉穴

【定位】位于足前部凹陷处第 2、第 3 趾趾缝纹头端与足跟连线的前 1/3 处。

【按摩】用拇指从足跟通过涌泉穴搓向足尖约 1 分钟，然后按揉约 1 分钟，左右脚交替进行，以局部出现酸、麻、胀感为佳。

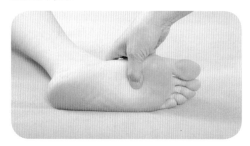

专家解析

胰俞穴健脾和胃，三阴交穴补益肝肾，太冲穴疏肝养血、清理下焦，涌泉穴散热利咽。经常按揉以上穴位可以滋补肾阴，对肾阴亏虚型糖尿病患者有很好的疗效。

肾阴亏虚型（下消）拔罐

拔罐大椎穴

【定位】位于颈部下端，背部正中线上，第7颈椎棘突下凹陷中。

【拔罐】将罐吸拔在大椎穴上，留罐10分钟左右，拔至皮肤潮红为止。

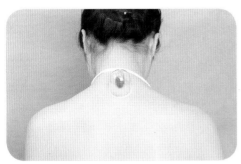

拔罐关元穴

【定位】位于下腹部，前正中线上，在脐中下3寸。

【拔罐】将罐吸拔在关元穴上，留罐10分钟左右，拔至皮肤潮红为止。

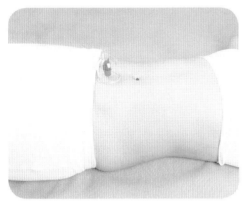

拔罐三阴交穴

【定位】位于小腿内侧，当足内踝尖上3寸，胫骨内侧缘后方。

【拔罐】将罐吸拔在三阴交穴上，留罐10分钟左右，拔至皮肤潮红为止。

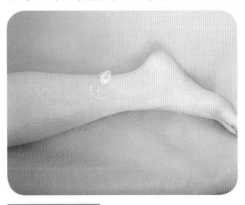

拔罐太冲穴

【定位】位于足背侧，当第1跖骨间隙的后方凹陷处。

【拔罐】太冲穴点刺出血，以微微出血为度，把罐吸拔在太冲穴上，留罐10分钟左右，拔至皮肤潮红为止。

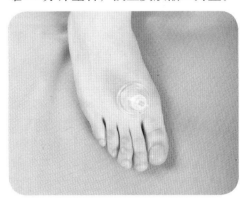

专家解析

大椎穴祛风散寒，关元穴滋养肝肾，三阴交穴健脾利湿，太冲穴燥湿生风。四穴配伍拔罐，对肾阴亏虚型糖尿病有很好的疗效。

阴阳两虚型（下消）按摩

按揉关元穴

【定位】位于下腹部，前正中线上，在脐中下 3 寸。

【按摩】用拇指指腹轻轻点按关元穴约 2 分钟，以局部有温热感并持续向腹部渗透为有效。

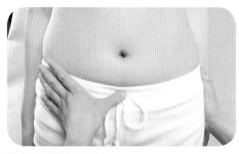

按揉命门穴

【定位】位于腰部，当后正中线上，第 2 腰椎棘突下凹陷处。

【按摩】用拇指按顺时针方向按揉命门穴约 2 分钟，然后按逆时针方向按揉约 2 分钟，以局部出现酸、麻、胀感为佳。

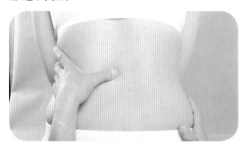

揉按胰俞穴

【定位】位于腰部，在第 8 胸椎棘突下旁开 1.5 寸，膈俞穴与肝俞穴之间。

【按摩】用拇指指腹揉按胰俞穴约 2 分钟，以局部出现酸、麻、胀感为佳。

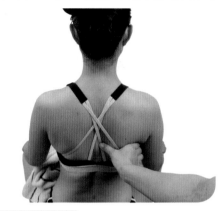

点揉太溪穴

【定位】位于足内侧，内踝后方与脚跟骨筋腱之间的凹陷处。

【按摩】用拇指点揉太溪穴约 2 分钟，以局部出现酸、麻、胀感为佳。

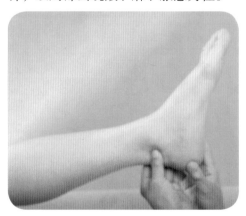

专家解析

关元穴固本培元，命门穴补肾壮阳，胰俞穴健脾和胃，太溪穴补益肾气。经常按揉以上四穴位，有滋阴补阳的功效，对阴阳两虚型糖尿病有很好的疗效。

阴阳两虚型（下消）艾灸

艾灸气海穴

【定位】位于下腹部，前正中线上，当脐中下1.5寸。

【艾灸】手执艾条以点燃的一端对准施灸部位，距离皮肤1.5～3厘米，以感到施灸处温热、舒适为度。每日灸1次，每次灸3～15分钟，灸至皮肤产生红晕为止。

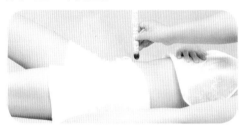

艾灸关元穴

【定位】位于脐中下3寸，腹中线上。

【艾灸】手执艾条以点燃的一端对准施灸部位，距离皮肤1.5～3厘米，左右方向平行往复或反复旋转施灸，以感到施灸处温热、舒适为度。

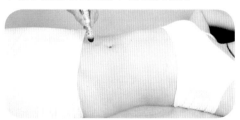

艾灸足三里穴

【定位】位于外膝眼下3寸，距胫骨前嵴1横指，当胫骨前肌上。

【艾灸】点燃艾条对准施灸部位，距离皮肤1.5～3厘米，以感到施灸处温热、舒适为度。每次灸10～15分钟，灸至皮肤产生红晕为止。

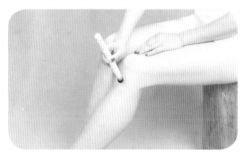

艾灸三阴交穴

【定位】位于小腿内侧，当足内踝尖上3寸，胫骨内侧缘后方。

【艾灸】手执艾条以点燃的一端对准施灸部位，距离皮肤1.5～3厘米，每次10～20分钟，以感到施灸处温热、舒适为度。

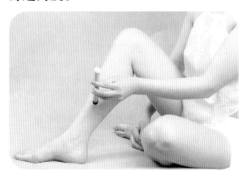

专家解析

气海穴益气助阳，关元穴固本培元，足三里穴生发胃气，三阴交穴补益肝肾。四穴配伍艾灸，可以缓解阴阳两虚型糖尿病。